Die 5:2 Teilzeit-Diät:
Das Kochbuch

Garantiert schnell und bequem Gewicht abnehmen mit 70 leckeren Rezepten für die Fastentage

1. Auflage 2015

Inhaltsverzeichnis

Einleitung

Wer kennt das nicht, man beschließt eine Diät zu machen, hält diese ein bis zwei Tage konsequent durch doch dann sehnt man sich schon wieder nach seiner gewohnten Ernährung, bis man spätestens am dritten Tag aufgibt und wieder zu etwas Deftigen, Herzhaften oder Süßem greift. Ein ewiger Kreislauf, aus dem man nicht so einfach raus kommt.

Bis jetzt! In den USA schon weit verbreitet mit vielen glücklichen Frauen und Männern, die es endlich geschafft haben die lästigen Pfunde loszuwerden: die 5:2 Diät. Das heißt an 2 Tagen in der Woche die Kalorienzufuhr runterfahren durch das sogenannte Intermittierende Fasten und an den restlichen 5 Tagen der Woche wie gewohnt essen, wonach man sich sehnt. Glauben Sie nicht? Lesen Sie weiter und erfahren Sie mehr über die 5:2 Diät und befreien auch Sie Ihren Körper von den ungewollten Extra-Kilos!

Kapitel 1: Was die 5:2 Teilzeit-Diät ist und wie sie funktioniert

Die 5:2 Diät wurde 2012 bekannt und verspricht Abnehmerfolge und eine bessere Gesundheit durch das sogenannte Intermittierende Fasten. Das Konzept dieser Diät ist einfach: Fasten an 2, nicht aufeinanderfolgenden Tagen in der Woche, an denen die Kalorienzufuhr stark reduziert wird (500 Kalorien bei Frauen, 600 bei Männern). Die Kalorienzufuhr an den Fastentagen reicht aus um den menschlichen Körper normal und gesund funktionieren zu lassen, ohne dass er dabei den Stoffwechsel runterfährt. An den restlichen 5 Tagen der Woche können Sie so gut wie alles essen, was Sie möchten. Machen Sie zudem an 3 Tagen ein intensives Workout für 10 Minuten und integrieren Sie auch regelmäßiges Krafttraining in Ihren Alltag.

Das Fasten an zwei Tagen in der Woche führt zu einem guten Anstieg im Stresslevel, was zu einer verbesserten Gesundheit und zu Gewichtsverlust führt. Forschungen haben ergeben, dass Sie so fast 0,5 kg pro Woche abnehmen können, ohne dabei Muskelmasse abzubauen.

Auch wenn Sie an den restlichen 5 Tagen der Woche alles essen dürfen, was Sie möchten, geht durch das Fasten auch der Heißhunger verloren, sodass Sie in der Regel auch an diesen Tagen weniger Kalorien zu sich nehmen werden. Diese Diät gibt allerdings nicht vor an diesen 5 Tagen weniger zu Essen und genau das ist der größte Vorteil dieser Diät. Bei Diäten, in denen man auf seine geliebte Pasta, Pizza oder Schokolade verzichten muss, fällt es keinem leicht durchzuhalten. Die 5:2 Diät macht abnehmen einfach. Ein weiterer Vorteil ist, dass Sie die 2 Tage in der Woche auch frei wählen können. Somit lässt sich die Diät noch leichter in den Alltag integrieren. Alles was zu beachten gilt, ist, dass an 2 nichtaufeinander folgenden Tagen gefastet wird. An diesen Tagen, sollten Sie versuchen möglichst keine Kohlenhydrate zu essen, sondern auf eiweißreiche Nahrung und frische und rohe Nahrungsmittel zurück zu greifen. Zudem sollten Sie immer darauf achten viel Wasser zu trinken. Durch Sport werden die Erfolge der Diät zudem intensiviert. Dabei geht es hier nicht um stundenlange Workouts oder täglichen Sport, schon wenige Minuten an ein paar Tagen der Woche reichen dabei völlig aus. Bei der 5:2 Diät werden Sie nicht nur Gewicht verlieren, sondern auch andere Vorteile bemerken. Das Fasten senkt beispielsweise den Blutdruck, verbessert die Cholesterinwerte und fördert die Verdauung.

Kapitel 2: Tipps

Manch einer mag bei diesem Diätkonzept wohl fürchten die Fastentage und die entsprechenden Kalorienvorgabe nicht einhalten zu können. Ich kann Ihnen jedoch versichern, dass es gar nicht so schwer ist und Sie trotz der relativ geringen Menge an Kalorien energiegeladen durch den Tag kommen werden. Um Ihnen das Durchhalten noch einfacher zu machen, habe ich im Folgenden ein paar Tipps für Sie zusammengestellt, die Ihnen bei der 5:2 Diät hilfreich sein werden.

- Gerade am Anfang der Diät mag sich der ein oder andere etwas schwer tun mit dem Fasten. Sollten auch Sie dazu gehören, macht es nichts, wenn Sie die Diät langsam angehen und Ihren Körper somit Schritt für Schritt an die neue Ernährung zu gewöhnen. Machen Sie beispielsweise in den ersten Wochen nur einen Fastentag pro Woche oder reduzieren Sie Ihre Kalorienzufuhr anfangs auf nur 1000 anstatt von 500 bzw. 600 Kalorien.

- Halten Sie sich stets Ihr Ziel vor Augen. Stellen Sie sich vor, wie Sie nach der Diät aussehen werden. Dies wird Ihnen gerade dann helfen, wenn Sie Hunger verspüren. Stellen Sie sich auch vor, wie Ihr Körper in Hungermomenten auf Ihre Fettreserven zurück greift und diese somit immer kleiner werden.

- Geben Sie nicht auf, auch wenn Sie Ihre Kalorienvorgabe einmal überschritten haben. So etwas kommt vor. Bleiben Sie am Ball und setzten Sie sich als Ziel es nächstes Mal besser zu machen. Kleine Sünden werden den Diäterfolg auf Dauer nicht minimieren. Sie können die Fastentage auch von Woche zu Woche variieren, sodass Sie bei kleinen Sünden einfach den nächsten Tag zum Fasten nehmen können. Wichtig ist jedoch, dass Sie die Diät ernst nehmen und das Ziel anstreben, diese konsequent durchzuziehen. Analysieren Sie Ihr Essverhalten und passen Sie Ihre Fastentage dementsprechend an, indem Sie z.B. an einem Ihrer Arbeitstage Fasten.

- Versuchen Sie sich zu kontrollieren, auch wenn Sie Hunger haben. Lernen Sie zudem zwischen „echtem" Hunger und dem Hunger, der in Ihrem Kopf stattfindet zu unterscheiden. Halten Sie sich immer vor Augen, dass Ihr Körper in Hungermomenten auf Ihre Fettreserven zurückgreift und Sie Ihrem Ziel des Gewichtverlustes immer näher kommen. Trinken Sie viel Wasser wenn Sie Hunger verspüren oder essen Sie auch mal eine kleine Portion Haferflocken. Vollkornprodukte oder mageres Eiweiß wie zum Beispiel aus Hähnchen oder Eiern. Erinnern Sie sich immer wieder daran, dass Sie niemals länger als 24 Stunden davon entfernt sind das zu essen, worauf Sie Lust haben.

- Denken Sie auch an den 5 Nicht- Fasten Tagen daran, dass Sie zwar wie gewohnt essen dürfen, aber sich nicht mit ungesunden Lebensmitteln vollzustopfen. Hier geht es wirklich darum sich normal und gesund zu ernähren und auch mal die ein oder andere fettige oder zuckerreiche Köstlichkeit zu genießen.

- Integrieren Sie Bewegung und Sport in Ihren Alltag. Schon ein kleines intensives Workout an 3 Tagen in der Woche fördert die Prozesse der Diät enorm. An den Fastentagen sollten Sie es allerdings nicht übertreiben und immer auf Ihren Körper hören. Er wird Ihnen seine Grenzen zu verstehen geben.

- Um den Hunger auszutricksen, empfiehlt es sich bei jeder Mahlzeit eine Kombination aus Ballaststoffen und eiweißreicher Nahrung zu sich zu nehmen, denn so bleiben Sie länger satt. Kalorienarme Lebensmittel wie Huhn, Pute, Fisch, Eier usw. und Gemüse können in größeren Mengen konsumiert werden, was dazu führt, dass Sie nicht nur satt sondern auch befriedigt sind. Trinken Sie den ganzen Tag über viel Wasser. Dies ist wirklich wichtig, da es den Magen füllt und ein Sättigungsgefühl erzeugt. Tee und Kaffee sind auch in Ordnung, solange Sie weder Zucker noch Wasser hinzufügen. Auch von Süßstoffen sollten Sie absehen. Ebenso eignen sich zuckerfreie Kaugummis um den Hunger zu unterdrücken.

Mehr zur 5:2 Diät erfahren Sie im Buch „Die 5:2 Teilzeit-Diät" auf Amazon:

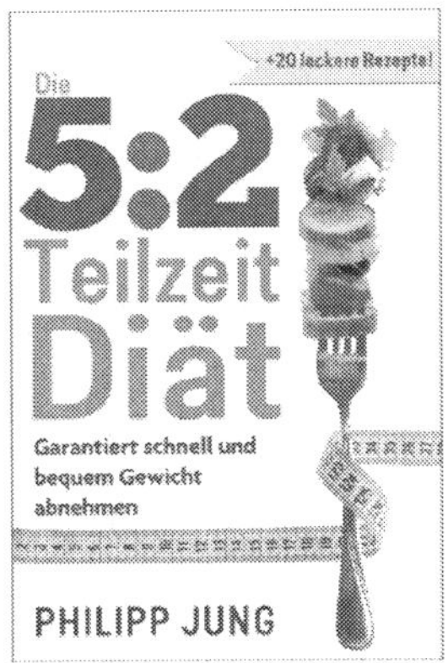

5:2 Diät: Garantiert schnell und bequem Gewicht abnehmen mit der Teilzeit-Diät

Erfahren Sie hier:

- Interessante Fakten zur Geschichte sowie wissenschaftliche Hintergründe des intermittierenden Fastens
- Für wen das Fasten besonders geeignet ist
- Viele weitere Tipps & Tricks rund um die 5:2 Diät
- Die Antworten auf häufig gestellte Fragen
- Eine ausführliche Liste empfohlener Lebensmittel sowie
- Ein Bonusteil mit weiteren leckeren Rezepten

Kapitel 3: Einkaufsliste

Wie bereits erwähnt, dürfen Sie in dieser Diät so gut wie alles essen, was Sie wollen. Da an den zwei Fastentagen die Kalorienzufuhr auf 500 Kalorien bei Frauen bzw. 600 Kalorien bei Männern begrenzt ist, ist es ratsam auf Kohlenhydrate weitestgehend zu verzichten und lieber zu Eiweißprodukte und Gemüse zurück zu greifen. Im Folgenden habe ich Ihnen eine Übersicht erstellt, an welche Lebensmittel Sie sich an den Fastentagen halten sollten um die Kalorien bestmöglich auszunutzen. Wie Sie sehen werden, habe ich Ihnen in diesem Buch auch Rezepte mit kohlenhydratreichen Lebensmitteln wie Mehl, Kartoffeln oder Spaghetti bereitgestellt. Wenn Sie also gar nicht auf Kohlenhydrate verzichten können, können Sie auch eines dieser leckeren Rezepte nachkochen. Sie werden aber vielleicht feststellen, dass die Portionen dementsprechend kleiner ausfallen um im vorgegebenen Kalorienmaß zu bleiben.

Lebensmittel, die Sie bedenkenlos zu sich nehmen können

Gewürze:

- Pfeffer
- Chili
- Knoblauch
- frische Kräuter
- weitere Gewürze nach Belieben

Eiweißreiche Lebensmittel:

- Eier
- Hähnchen, ohne Haut
- Thunfisch, frisch oder aus der Dose (im eigenen Saft)
- Shrimps
- Lachs
- Nüsse und Samen
- Fettarmer Joghurt
- Fettarmer Käse

Obst:

- Beeren (Blaubeeren, Himbeeren, Erdbeeren)
- Bananen
- Pflaumen und Zwetschgen
- Weintrauben
- Äpfel
- Kirschen
- Honigmelone
- Wassermelone
- Pfirsiche
- Aprikosen
- Orangen
- Zitronen/Limetten

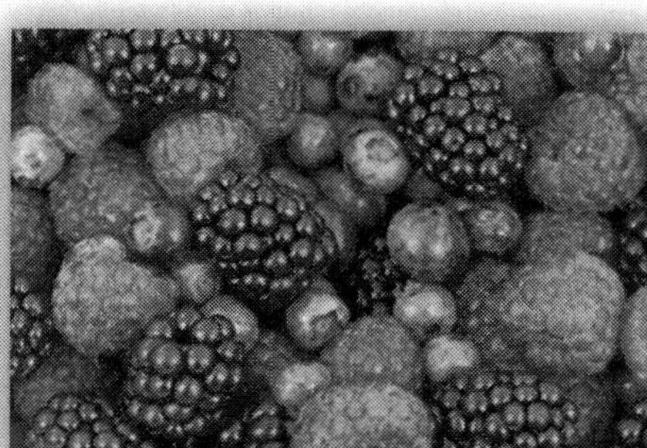

Gemüse:

- Brokkoli
- Pilze
- Spargel
- Paprika
- Gurke
- Karotten
- Tomaten
- Zucchini
- Spinat
- Salat
- Zwiebeln/ Lauchzwiebeln
- Erbsen
- Sellerie
- Grüne Bohnen

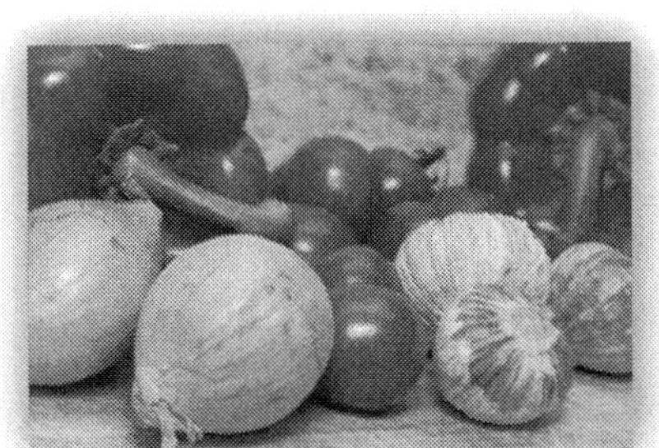

Sonstiges:

- Haferflocken
- Hühner- oder Gemüsebrühe
- Sojasoße
- Fettarme Milch
- Essig
- Vollkornprodukte (Brot, Mehl, Spaghetti usw.)
- Mineralwasser
- Kräutertees

Kapitel 4: 70 leckere Rezepte zum Nachkochen

Frühstück

Tomaten- Basilikum- Omelette

360 Kalorien pro Portion

Zutaten (für 2 Portionen):

2 Tomaten, gewürfelt

1 große Hand voll frische Basilikumblätter, gehackt

4 Frühlingszwiebeln, fein gehackt

2 EL geriebener Cheddar

4 geschlagene Eier

4 EL Olivenöl

Salz und Pfeffer

Zubereitung:

Mischen Sie die Tomatenwürfel mit dem Käse, Basilikum, Frühlingszwiebeln und 2 EL Olivenöl in einer Schüssel. Würzen Sie die Mischung mit Salz und Pfeffer. Erhitzen Sie 2 EL Olivenöl in einer Pfanne und geben Sie die geschlagenen Eier hinzu. Wenn die Eier anfangen zu stocken, geben Sie die Tomatenmischung über die Hälfte des Omeletts. Schlagen Sie die andere Hälfte über und servieren Sie das fertige Omelette.

Schinken- Tomaten- Omelette

206 Kalorien pro Portion

Zutaten (für 2 Portionen):

2 ganze Eier

Eiweiß von 3 Eiern

3 Scheiben magerer Kochschinken, fein gewürfelt

1 Paprika, fein gewürfelt

2 Lauchzwiebeln. Fein gewürfelt

25 g fettreduzierter Cheddar Käse

1 TL Olivenöl

2 Tomaten, gewürfelt

Salz und Pfeffer

Zubereitung:

Mischen Sie die Eier mit dem Eiweiß und würzen Sie die Mischung mit Salz und Pfeffer. Erhitzen Sie das Öl in einer Pfanne und braten Sie die Paprika darin für etwa 3 Minuten an. Geben Sie den weißen Teil der Frühlingszwiebeln hinzu und braten Sie diese für 1 Minute mit. Geben Sie die Eiermischung in die Pfanne und lassen Sie das Ei bei mittlerer Hitze leicht stocken. Bestreuen Sie das Omelette mit dem Schinken und dem Käse und lassen Sie alles solange braten bis das Ei gut gegart ist. Bestreuen Sie das fertige Omelette mir den Tomaten und dem grünen Teil der Lauchzwiebeln.

Rührei mit Champignons

180 Kalorien pro Portion

Zutaten (für 2 Portionen):

2 Eier

6 Champignons, klein geschnitten

Salz und Pfeffer

1 EL Olivenöl

Zubereitung:

Geben Sie die Eier in eine Schüssel und fügen Sie 2 Esslöffel Wasser hinzu. Schlagen Sie die Mischung mit einem Schneebesen. Fügen Sie die geschnittenen Champignons hinzu und würzen Sie das Ganze mit Salz und Pfeffer. Erhitzen Sie das Olivenöl in einer Pfanne und braten Sie die Eiermischung unter ständigem Rühren an bis die Eier gut durch sind.

Minzige Ziegenkäse- Frittata

306 Kalorien pro Portion

Zutaten (für 2 Portionen):

50 g Ziegenkäse am Stück, 2 Scheiben und der Rest zerkrümelt

4 Eier

150 g gefrorene Erbsen

Etwas fettarme Milch

1 EL frische Minze, gehackt

1 EL Olivenöl

Salz und Pfeffer

Zubereitung:

Heizen Sie den Ofen auf 150 Grad vor. Kochen Sie die Erbsen bis diese gar sind und lassen Sie sie anschließend abtropfen. Schlagen Sie die Eier in einer Schale mit Salz und Pfeffer, einem Schuss Milch und dem zerkrümelten Ziegenkäse, sowie den Erbsen und der Minze. Verteilen Sie das Olivenöl in einer ofenfesten, flachen Pfanne. Geben Sie die Eiermischung in die Pfanne und backen Sie alles im Ofen für ungefähr 8 Minuten bis die Eier fast gar sind. Geben Sie die 2 Scheiben Ziegenkäse auf die Mischung und stellen Sie den Ofen auf grillen. Backen Sie das Ganze bis die Eier vollständig gestockt sind und der Käse goldbraun ist.

Spinat- Tomaten- Frühstücksauflauf

114 Kalorien pro Portion

Zutaten (für 2 Portionen):

50 g frische Spinatblätter

2 Eier

200 g Tomaten, gehackt

½ TL Chiliflocken

Salz und Pfeffer

Zubereitung:

Heizen Sie den Ofen auf 120 Grad vor. Geben Sie den Spinat in ein Sieb und gießen Sie heißes Wasser darüber, sodass der Spinat zusammenfällt. Drücken Sie das übrige Wasser aus dem Spinat und geben Sie ihn auf 2 ofenfeste Teller. Mischen Sie die Chiliflocken mit den Tomaten und würzen Sie die Mischung mit Salz und Pfeffer, bevor sie alles auf den Spinat verteilen. Formen Sie ein Loch in die Mitte des Gemüses und brechen Sie ein Ei in die Mitte. Backen Sie alles für etwa 12 Minuten im Ofen, bis die Eier gar sind.

Beeriges Omelette

264 Kalorien pro Portion

Zutaten:

1 Ei

100 g Hüttenkäse

200 g Beerenmischung (z.B. Erdbeeren, Himbeeren und Blaubeeren)

1 TL Zimt

1 EL fettarme Milch

½ TL Traubenkernöl

Zubereitung:

Schlagen Sie das Ei in einer Schale mit der Milch und dem Zimt. Erhitzen Sie das Öl in einer Pfanne und geben Sie das Ei hinein. Braten Sie es solange bis die Unterseite goldbraun wird. Geben Sie den Hüttenkäse und die Früchte auf das Omelette und rollen Sie es auf.

Leinsamen- Apfel- Haferbrei

236 Kalorien pro Portion

Zutaten (für 2 Portionen):

50 g Haferflocken

250 ml fettarme Milch

75 ml griechischer Naturjoghurt

1 Apfel, geschält und gerieben

1 Prise Zimt

1 EL Leinsamen

etwas Honig

Zubereitung:

Geben Sie die Milch mit den Haferflocken, Apfel und Zimt in einen Topf und bringen Sie es zum Kochen. Reduzieren Sie die Hitze und lassen Sie es unter ständigem Rühren für 4 Minuten köcheln. Fügen Sie die Leinsamen hinzu und geben Sie den Haferbrei in 2 Schalen. Geben Sie Joghurt, etwas Honig und Zimt auf den Brei und servieren Sie das Frühstück.

Bananen Bagel

284 Kalorien pro Bagel

<u>Zutaten</u> *(für 1 Bagel):*

1 Vollkornbagel, geteilt und getoastet

1 kleine Banane, in Scheiben geschnitten

1 TL Honig

2 EL Mandelbutter

Prise Salz

<u>Zubereitung:</u>

Mischen Sie die Mandelbuttel mit dem Honig und einer Prise Salz und streichen Sie die Mischung auf den Bagel. Legen Sie die Bananenscheiben darauf und genießen Sie das köstliche Frühstück.

Blutorangen- Aprikosen- Orangen- Salat

83 Kalorien pro Portion

Zutaten (für 2 Portionen):

1 Blutorange, filetiert

2 Aprikosen, in Scheiben geschnitten

2 Orangen, filetiert

½ EL Honig

Zubereitung:

Geben Sie die Blutorangen- und Orangenfilets in eine Schale, fügen Sie die Aprikosen und den Honig hinzu und vermischen Sie alles gründlich.

Pfannenkuchen mit getrockneten Früchten und Samen

200 Kalorien pro Portion

Zutaten (für 2 Portionen):

50 g Mehl

30 g getrocknete Früchte und Samen nach Belieben

120 ml fettarme Milch

10 g Puderzucker

50 g fettreduzierter Naturjoghurt

1 EL Öl zum Braten

Zubereitung:

Mischen Sie das Mehl mit dem Zucker und fügen Sie die Milch hinzu. Rühren Sie alles durch bis eine gleichmäßige Masse entsteht. Erhitzen Sie das Öl in einer Bratpfanne. Sobald es heiß ist, können Sie die Pfannenkuchenmasse in der Pfanne anbraten bis diese goldbraun ist. Geben Sie den Pfannenkuchen auf einen Teller und bestreichen Sie ihn mit dem Joghurt und streuen Sie die getrockneten Früchte und Samen drüber.

Zimtiger Erdbeer- Bananen- Haferbreit

266 Kalorien pro Portion

Zutaten (für2 Portionen):

50 g Haferflocken

225 ml fettarme Milch

2 kleine Bananen, in Scheiben geschnitten

200 g Erdbeeren

75 g fettarmer Naturjoghurt

½ TL Zimt

2 EL Zucker

Zubereitung:

Geben Sie die Milch mit den Haferflocken, Zimt und der Hälfte der Bananen in einen Topf und bringen Sie alles unter ständigem Rühren zum Kochen. Reduzieren Sie die Hitze und lassen Sie alles für 5 Minuten köcheln. Rühren Sie dabei stets um. Geben Sie den Haferbrei in 2 Schalen und geben Sie die Erdbeeren, die restlichen Bananen und den Joghurt darauf.

Eiweißomelette mit Kirschtomaten

84 Kalorien

Zutaten (für 1 Portion):

3 Eiweiß

10 Kirschtomaten, halbiert

Frische Basilikumblätter

1 EL fettarme Milch

Sonnenblumenöl

Salz und Pfeffer

Zubereitung:

Schlagen Sie die Eier zusammen mit der Milch mit einem Schneebesen. Erhitzen Sie das Öl in einer Pfanne und geben Sie die Eier- Milch- Mischung hinein. Geben Sie die Tomaten und den Basilikum hinzu und würzen Sie alles mit Salz und Pfeffer. Braten Sie es solange bis die Eier gar sind.

Schinken-Porree-Röllchen in Crème Fraiche und Käse

295 Kalorien pro Portion

Zutaten (für 2 Portionen):

4 Scheiben Kochschinken

4 Stangen Porree, nur der weiße Teil

50 g Cheddar Käse, gerieben

3 EL Crème Fraiche

1 EL Dijon Senf

Salz

Zubereitung:

Heizen Sie den Ofen auf 120 Grad vor. Kochen Sie den Porree in kochendem Wasser bis diese gar sind. Nehmen Sie sie aus dem Wasser und lassen Sie sie abkühlen. Rollen Sie jede Stange Porree jeweils in eine Scheibe von dem Kochschinken und geben Sie sie in eine ofenfeste Form. Mischen Sie in einer Schüssel den Köse mit der Crème Fraiche und würzen Sie die Mischung bevor Sie sie über die Porree- Rollen geben und im Ofen für etwa 15 Minuten backen bis Sie eine goldbraune Farbe bekommen.

Grapefruit- Pistazien- Frühstücks- Salat

107 Kalorien pro Portion

Zutaten (für 2 Portionen):

1 pinke Grapefruit

1 weiße Grapefruit

1 TL Pistazien

1 EL Agaven Dicksaft

Zubereitung:

Filetieren Sie beide Grapefruits und teilen Sie sie auf 2 Schüsseln auf. Geben Sie die Pistazien auf die Früchte und beträufeln Sie alles mit dem Agaven Dicksaft.

Gewürz- Birnen mit Orangenjoghurt

131 Kalorien pro Portion

Zutaten (für 2 Portionen):

2 Birnen, halbiert und entkernt

½ Handvoll Preiselbeeren

½ EL Preiselbeeren- Gelee

½ EL Honig

1 Beutel Würzteemischung (z.B. Apfel- Zimt)

25 g Zucker

½ Tasse fettarmer Naturjoghurt

1 Schuss Orangensaft

300 ml Wasser

Zubereitung:

Mischen Sie den Joghurt mit dem Orangensaft und stellen Sie die Mischung beiseite. Mischen Sie das Gelee mit dem Zucker, Honig und den Teebeutels mit dem Wasser und bringen Sie die Mischung zum Kochen. Geben Sie die Birnen in das Wasser und lassen Sie sie für etwa 12 Minuten köcheln bis die Birnen weich sind. Nehmen Sie die Birnen aus dem Wasser und legen Sie sie beiseite. Erhitzen Sie das Wasser erneut und geben Sie die Preisebeeren hinzu. Kochen Sie das Wasser solange, bis es eine Sirup- artige Konsistenz bekommt. Nehmen Sie den Teebeutel heraus. Geben Sie die Birnen auf einen Teller und geben Sie den warmen Sirup hinüber. Servieren Sie die Birnen mit dem Orangen- Joghurt.

Mittagessen

Räucherlachs mit grünem Spargel und pochierten Eiern

195 Kalorien pro Portion

Zutaten (für 2 Portionen):

100 g Räucherlachs

160 g grüner Spargel

2 Eier

20 g fettreduzierter Joghurt

2 Teelöffel Zitronensaft

2 Teelöffel Dill, fein gehackt

Zubereitung:

Kochen Sie den Spargel für 2-3 Minuten und schrecken Sie ihn anschließend in Eiswasser ab. Pochieren Sie die Eier in heißem Wasser. Mischen Sie den Joghurt mit dem Dill und dem Zitronensaft und geben Sie das Dressing in eine kleine Schale. Servieren Sie den Räucherlachs mit dem Spargel und den pochierten Eiern und reichen Sie das Dressing dazu.

Gebratene Shrimps Chinesischer Art

289 Kalorien pro Portion

Zutaten (für 2 Portion):

300 g Shrimps, geschält und gegart

1 Knoblauchzehe, gehackt

2 EL Sojasoße

1 TL Tamarinden-Paste

1 gelbe Paprika, gewürfelt

1 rote Paprika, gewürfelt

2 rote Chilis, entkernt und fein geschnitten

100 g Bohnensprossen

100 g Kaiserschoten, halbiert

1 TL Walnussöl

Zubereitung:

Vermengen Sie die Tamarinden-Paste mit der Sojasoße und dem Knoblauch in einer Schale. Geben Sie die Shrimps hinzu und rühren Sie alles bis die Shrimps gut von der Soße umhüllt sind. Erhitzen Sie das Walnussöl in einer Pfanne und braten Sie darin die Paprika und die Chilis für 3

Minuten unter ständigem Rühren an. Geben Sie die Bohnensprossen und die Kaiserschoten hinzu und braten Sie alles für weitere 2 Minuten. Geben Sie nun auch die Shrimps hinzu und braten Sie auch sie für 2 Minuten mit.

Hähnchen in Mangosoße

234 Kalorien pro Portion

<u>*Zutaten*</u> *(für 1 Portion):*

120 g Hähnchenbrust, ohne Haut

100 g reife Mango, gehackt

½ TL Thymian, gehackt

½ TL Rosmarin, gehackt

2 TL brauner Zucker

1 EL Rotweinessig

1 EL trockener Sherry

Etwas frischer Ingwer, gerieben

1 TL Olivenöl

Salz und Pfeffer

<u>*Zubereitung:*</u>

Bestreuen Sie die Hähnchenbrust mit dem Thymian, Rosmarin, Salz und Pfeffer und braten Sie es in einer Pfanne mit dem Öl für etwa 8-10 Minuten goldbraun an. Nehmen Sie das Hähnchen aus der Pfanne und stellen Sie es beiseite. Braten Sie nun die Mango in derselben Pfanne für ungefähr 2 Minuten an. Geben Sie den Zucker, Sherry, Ingwer und den Essig hinzu und lassen Sie alles für weitere 2 Minuten unter ständigem Rühren braten. Servieren Sie das Hähnchen mit der Mangosoße.

Lachs- Eier- Sandwich

214 Kalorien pro Sandwich

Zutaten (für 1 Sandwich):

30 g Räucherlachs

1 Tomate, in Scheiben geschnitten

1 EL rote Zwiebeln, fein gehackt

½ Olivenöl

2 Eiweiß, geschlagen

1 Vollkorn- Toastie, geteilt und getoastet

½ TL Kapern, fein gehackt

Salz

Zubereitung:

Braten Sie die Zwiebeln in dem Öl in einem Topf an bis diese weich sind. Geben Sie das Eiweiß und die Kapern hinzu und lassen Sie alles kurz braten während Sie dabei alles gut rühren. Geben Sie die Eier auf eine Scheibe des Toasties und legen Sie den Lachs und die Tomaten darauf. Schließen Sie das Sandwich mit der anderen Hälfte des Toasties.

Schwein- Stroganoff mit gemischten Pilzen

230 Kalorien pro Portion

<u>Zutaten</u> *(für 2 Portionen):*

400 g gemischte Pilze (z.B. Austernseitlinge, Shiitake Pilze, Champignons), gewürfelt

150 g Schweinefilet, gewürfelt

100 g rote Zwiebeln, fein gewürfelt

2 Knoblauchzehen, gehackt

40 g Saure Sahne

2 EL Paprikapulver

2 EL Frühlingszwiebeln, gehackt

2 EL Petersilie, gehackt

<u>Zubereitung:</u>

Geben Sie die Pilze mit dem Knoblauch, den Zwiebeln und 100 ml Wasser in eine Pfanne und bringen Sie es zum Kochen. Sobald alles gekocht ist, geben Sie die Schweinefilet-Würfel, Paprika und Petersilie hinzu und lassen Sie alles kochen bis das Schwein gar ist. Geben Sie die Saure Sahne hinzu bevor Sie das Gericht servieren.

Hühnchen- Pita- Taschen

160 Kalorien pro Tasche

Zutaten (für 1 Tasche):

1 EL fettreduzierter Joghurt

1 TL Tomatenmark

1 TL Currypaste

80 g gegarte Hähnchenbrust, in dünne Scheiben geschnitten

1 TL Olivenöl

1 kleine Vollkornpita-Tasche

1 Handvoll Eisbergsalat, gehackt

3 Kirschtomaten, halbiert

Zubereitung:

Mischen Sie den Joghurt mit dem Tomatenmark und der Currypaste. Geben Sie die Hähnchenbrust dazu und vermengen Sie alles gründlich. Stellen Sie die Mischung für 15 Minuten zum Marinieren in den Kühlschrank. Braten Sie es anschließend in dem Öl in einer Pfanne an und geben Sie es zusammen mit dem Salat und den Tomaten in das Pita- Brot.

Spaghetti spanischer Art

444 Kalorien pro Portion

Zutaten (für 2 Portionen):

40 g Chorizo Wurst, in Scheiben geschnitten

150 g Spaghetti

½ Glas geröstete rote Paprika, gehackt

½ Handvoll Petersilie, gehackt

50 g Parmesan

1 EL Olivenöl

Salz und Pfeffer

Zubereitung:

Kochen Sie die Spaghetti nach Packungsanleitung. Fangen Sie etwa ¼ Tasse des Kochwassers auf. Erhitzen Sie das Öl in einer Bratpfanne und fügen Sie die Chorizo sowie die geröstete Paprika, Salz und Pfeffer hinzu. Lassen Sie es für etwa 2 Minuten kochen. Geben Sie die Spaghetti, das aufgefangene Kochwasser und Petersilie hinzu und reiben Sie den Parmesan unter.

Grüne Spaghetti

245 Kalorien pro Portion

Zutaten(für 2 Portionen):

360 g Spaghetti

3 Knoblauchzehen

3 EL Olivenöl

½ Bund Petersilie, fein gehackt

1 EL Paprikaflocken

1 EL frische Minze, gehackt

1 EL Basilikum, gehackt

Zubereitung:

Kochen Sie die Spaghetti nach Packungsanleitung. Erhitzen Sie das Öl in einem Topf und braten Sie darin den Knoblauch an. Achten Sie darauf, dass der Knoblauch nicht verbrennt. Geben Sie die Paprikaflocken und geben Sie nach etwa 1 Minute etwas von dem Nudelwasser in den Topf. Geben Sie nun auch die Spaghetti in dazu und mischen Sie die Kräuter unter.

Shrimps im Wok mit Brokkoli

170 Kalorien pro Portion

Zutaten (für 2 Portionen):

12 große Garnelen, geschält

2 EL Senfsamen

1 EL Olivenöl

2 Frühlingszwiebeln, geschnitten

Saft 1 Zitrone

2 Knoblauchzehen, gehackt

1 Kopf Brokkoli, in Röschen geteilt

Salz und Pfeffer

Zubereitung:

Erhitzen Sie das Öl in einem Wok. Geben Sie die Senfsamen zusammen mit den Frühlingszwiebeln und Knoblauch in den Wok und braten Sie es solange bis die Senfsamen aufplatzen. Geben Sie den Zitronensaft hinzu und würzen Sie mit Salz und Pfeffer. Gegebenenfalls können Sie 4 EL Wasser hinzufügen. Geben Sie die Brokkoliröschen hinzu und lassen Sie es abgedeckt für 3-5 Minuten schmoren. Geben Sie dann die Shrimps hinzu und lassen Sie es erneut für 3-5 Minuten schmoren bis der Brokkoli knusprig und gar ist und die Shrimps gut durch sind.

Thunfischsalat

135 Kalorien pro Portion

Zutaten (für 2 Portionen):

1 Dose Thunfisch in Wasser, abgetropft

2 Stangen Sellerie

2 Karotten, geraspelt

½ gelbe Paprika

2 EL fettreduzierte Mayonnaise

2 EL fettfreier Naturjoghurt

2 EL Zitronensaft

Salz und Pfeffer

Zubereitung:

Vermischen Sie alle Zutaten in einer Schale und schmecken Sie mit Salz und Pfeffer ab. Servieren Sie den Thunfischsalat auf 2 Tellern.

Asiatischer Lachs- Brokkoli- Auflauf

310 Kalorien pro Portion

Zutaten (für 2 Portionen):

2 Lachsfilets, mit Haut

½ Kopf Brokkoli, in Röschen geteilt

3 Frühlingszwiebeln, klein geschnitten

1 EL Sojasoße

Etwas frischer Zitronensaft und Zitronenscheiben

1 TL Olivenöl

Zubereitung:

Heizen Sie den Ofen auf 100 Grad vor. Geben Sie den Lachs in eine Bratenform. Lassen Sie dabei etwas Platz zwischen den Filets. Geben Sie den Brokkoli an die Seiten der Filets. Beträufeln Sie den Lachs mit etwas Zitronensaft und geben Sie die Zitronenscheiben hinzu. Geben Sie die Hälfte der Frühlingszwiebeln hinzu und beträufeln Sie alles mit dem Olivenöl. Backen Sie den Auflauf für 15 Minuten im Ofen und beträufeln Sie ihn anschließend mit Sojasoße und backen Sie ihn für weitere 5 Minuten. Vor dem Servieren mit den restlichen Frühlingszwiebeln bestreuen.

Gebackener Kabeljau

247 Kalorien pro Portion

Zutaten (für 2 Portionen):

2 Kabeljaufilets à 150 g

100 g Kirschtomaten

1 rote Paprika, fein geschnitten

1 gelbe Paprika, fein geschnitten

1 Zucchini, dünn geschnitten

30 g schwarze Oliven

1 rote Zwiebel, fein geschnitten

Zeste und Saft ½ Zitrone

1 EL frischer Oregano

Salz und Pfeffer

1 TL Olivenöl

Zubereitung:

Heizen Sie den Ofen auf 200 Grad vor. Geben Sie die Paprika, Zwiebeln und Zucchini in eine Auflaufform. Salzen Sie das Gemüse mit Salz und Pfeffer, beträufeln Sie es mit dem Öl und backen Sie alles im Ofen für 10 Minuten. Geben Sie den

Fisch auf das Gemüse und geben Sie die Tomaten, Zitronenzeste und Oliven darüber. Drücken Sie den Saft der Zitrone über dem Fisch aus und würzen Sie mit Salz und Pfeffer sowie dem Oregano. Backen Sie alles im Ofen für weitere 8 bis 10 Minuten.

Rote Beete Salat mit Ziegenkäse

215 Kalorien pro Portion

Zutaten (für 1 Portion):

225 g rote Beete, gegart und gewürfelt

25 g Erbsensprossen

40 g Ziegenkäse, zerkrümelt

Salz und Pfeffer

Zubereitung:

Vermischen Sie die rote Beete mit dem Ziegenkäse. Würzen Sie alles mit Salz und Pfeffer. Geben Sie die Mischung auf einem Teller auf den Erbsensprossen.

Scharfes Garnelen- Curry

222 Kalorien pro Portion

<u>*Zutaten*</u> *(für 2 Portionen):*

200 g Garnelen, geschält und gekocht

2 EL scharfe Currypaste

1 rote Zwiebel, in feine Scheiben geschnitten

1 rote Chili, entkernt und gehackt

1 rote Paprika, fein geschnitten

100 g Spinatblätter

1 EL Mango- Chutney

3 Tomaten, gehackt

150 ml fettarme Kokosmilch

2 EL Wasser

Koriander

Zitronensaft

<u>*Zubereitung:*</u>

Erhitzen Sie eine Pfanne und geben Sie die Currypaste, Zwiebeln, Paprika, Wasser und Chili hinein. Braten Sie alles für etwa 4 Minuten. Geben Sie das Chutney, die Kokosmilch und die Tomaten hinzu und lassen Sie alles für 3 Minuten köcheln. Geben Sie nun die Garnelen und den Spinat in die Pfanne und braten Sie alles solange bis der Spinat zusammen gefallen ist.

Abendessen

Räucherlachs und Garnelen mit Crème Fraîche und Honig- Limetten- Vinaigrette

266 Kalorien pro Portion

<u>Zutaten</u> *(für 2 Portionen):*

4 Scheiben Räucherlachs

10 große gekochte Garnelen, geschält

1 TL Meerrettich

1 EL Crème Fraîche

2 Handvoll Blattsalat

½ TL frischer Ingwer, gerieben

Saft und Zeste einer halben Limette

1 TL Honig

4 EL Olivenöl

Salz und Pfeffer

<u>*Zubereitung:*</u>

Vermengen Sie den Meerrettich mit der Crème Fraîche und Salz und Pfeffer. Für die Vinaigrette verrühren Sie mit einem Schneebesen die Limetten Zeste mit dem Saft, Ingwer, Honig, Salz, Pfeffer und Olivenöl. Wälzen Sie die Salatblätter in der Vinaigrette und platzieren Sie diese auf einem Teller. Träufeln Sie das restliche Dressing darüber. Setzen Sie die Garnelen und den Räucherlachs auf den Salat und beträufeln Sie alles mit der Meerrettichmischung.

Hausgemachte Frikadellen

267 Kalorien pro Portion

Zutaten (für 2 Portionen):

500 g Rinderhack

2 geschlagene Eier

2 EL Worcestersoße

2 Schalotten, gewürfelt

2 Knoblauchzehen, gehackt

1 TL frischer Basilikum, gehackt

2 TL Olivenöl

Salz und Pfeffer

Zubereitung:

Vermischen Sie alle Zutaten außer das Olivenöl in einer Schüssel. Formen Sie 8 Frikadellen aus der Masse und lassen Sie sie für etwa 1 Stunde im Kühlschrank ruhen. Erhitzen Sie das Öl in einer Pfanne und braten Sie die Frikadellen für etwa 8-10 Minuten darin an.

Avocado- Krebs- Salat

411 Kalorien pro Portion

Zutaten (für 2 Portionen):

220 g Krebsfleisch, grob geschnitten

6 Kirschtomaten

½ Avocado, in Scheiben geschnitten

75 ml Crème Fraiche

60 g Rucola, gewaschen

Saft ½ Zitrone

1 ½ EL Olivenöl

Salz

Zubereitung:

Mischen Sie das Krebsfleisch mit der Crème Fraiche, Salz und der Hälfte des Zitronensaftes und rühren Sie alles gut durch. Geben Sie den Rucola mit der Avocado und den Tomaten in eine große Schale und fügen Sie den restlichen Zitronensaft sowie das Olivenöl hinzu. Geben Sie den Salat auf einen Teller und setzten Sie die Krebsfleischmischung darauf.

Erdnuss- Hähnchen- Curry

358 Kalorien pro Portion

Zutaten (für 2 Portionen):

2 Hähnchenbrüste, ohne Haut, gewürfelt

2 ½ EL Erdnussbutter

75 ml Hühnerbrühe

100 g griechischer Naturjoghurt

1 kleiner Bündel Koriander, gehackt

1 EL Ingwer, gehackt

1 Zehe Knoblauch

1 kleine rote Chili, entkernt und gehackt

½ EL Sonnenblumenöl

Zubereitung:

Zerkleinern Sie die Chili, den Knoblauch, Ingwer und ein Drittel des Korianders in einer Küchenmaschine und mixen Sie alles durch bis eine dicke Paste entsteht. Erhitzen Sie das Öl in einer Pfanne und braten Sie das Hähnchen etwa 1 Minute an. Fügen Sie die Chilipaste hinzu und rühren Sie alles gut durch. Fügen Sie die Erdnussbutter, den Joghurt und die Hühnerbrühe hinzu.

Lassen Sie alles kochen bis das Hähnchen gar ist und die Soße eine dickflüssige Konsistenz angenommen hat. Rühren Sie den restlichen Koriander unter.

Fisch- Frikadellen

140 Kalorien pro Portion

<u>Zutaten</u> (für 1 Portion):

1 Dose Thunfisch, in Wasser

2 EL Petersilie, gehackt

1 EL Kapern, gehackt

1 EL Olivenöl

4 Blätter Römersalat

<u>Zubereitung:</u>

Nachdem Sie den Thunfisch abtropfen lassen haben, vermengen Sie ihn mit der Petersilie und den Kapern und formen Sie daraus Frikadellen. Braten Sie die Frikadellen bei mittlerer Hitze in dem Öl an und servieren Sie sie auf dem Römersalat.

Schweinesteaks in Marmeladensoße

335 Kalorien pro Portion

Zutaten *(für 2 Portionen):*

2 Schweinesteaks

100 ml Hühnerbrühe

2 EL Marmelade mit Stückchen

½ EL frischer Thymian

1-2 Knoblauchzehen, gehackt

½ EL Olivenöl

Gegarte Erbsen, Karotten und Spinat

Salz und Pfeffer

Zubereitung:

Würzen Sie die Schweinesteaks mit Salz und Pfeffer. Erhitzen Sie das Olivenöl in einer Pfanne und geben Sie erst den Knoblauch und dann die Steaks hinzu. Braten Sie diese für etwa 6 Minuten pro Seite bis sie goldbraun sind. Nehmen Sie die Steaks aus der Pfanne und lassen Sie sie auf einem warmen Teller ruhen. Vermischen Sie in einer Schale die Marmelade mit dem Thymian. Erhitzen Sie diese Mischung in der Pfanne, in der

Sie zuvor die Steaks angebraten haben. Geben Sie die Steaks wieder hinzu und wälzen Sie sie ordentlich in der Soße. Servieren Sie die Steaks mit gedämpftem Spinat, Erbsen und Karotten.

Gefüllte Zucchiniröllchen

49 Kalorien pro Röllchen

Zutaten: *(für 12 Röllchen)*

2 kleine Zucchini, der Länge nach in 12 dünne Streifen geschnitten

125 g Ricotta

½ Handvoll Basilikum, gehackt

25 g geröstete Pinienkerne

Saft einer halben Zitrone

Balsamicoessig und Olivenöl zum Träufeln

Salz und Pfeffer

Zubereitung:

Träufeln Sie etwas Olivenöl und Balsamicoessig auf einen Teller und legen Sie die Zucchinistreifen darauf, ohne dass diese sich überlappen. Beträufeln Sie sie mit noch etwas Öl sowie Essig. Decken Sie die Zucchinistreifen ab und stellen Sie sie für 15 Minuten in den Kühlschrank. Vermischen Sie den Ricotta mit dem Zitronensaft, Salz, Basilikum und Pinienkernen. Nehmen Sie die Zucchinistreifen und setzten Sie die Ricottamischung jeweils auf ein Ende jedes Streifens.

Rollen Sie die Streifen auf und setzten Sie sie aufrecht auf einen Teller. Würzen Sie mit Salz und Pfeffer und beträufeln Sie alles erneut mit Öl und Essig.

Shrimp- Salat

100 Kalorien pro Portion

Zutaten (für 2 Portionen):

2 Gurken, in Scheiben geschnitten

2 Handvoll Baby-Spinat

4 EL Olivenöl

6 Shrimps, roh

2 EL Knoblauch, gehackt

2 rote Chilischoten, fein geschnitten

2 EL brauner Zucker

Saft von 2 Limetten

2 EL frische Minzblätter, gehackt

Zubereitung:

Vermengen Sie in einer Schale 2 EL Öl mit dem Knoblauch, Chilischoten, Zucker, Limettensaft und der Minze. Geben Sie die Gurke hinzu und rühren Sie alles gut durch. Platzieren Sie den Spinat auf einem Teller und geben Sie den Gurkensalat darüber. Braten Sie die Garnelen in einer Pfanne in 2 EL Öl für 4 Minuten an und reichen Sie sie zu dem Salat.

Steak mit Kräuter- Zesten- Soße

303 Kalorien pro Portion

Zutaten (für 2 Portionen):

2 Lendensteaks, jeweils 125 g

1 kleiner Bund frische Petersilie, gehackt

1 Schalotte, gehackt

2 Knoblauchzehen, gehackt

Saft einer halben Zitrone

2 EL Rotweinessig

½ EL Oregano, getrocknet

½ EL Chiliflocken

3 EL Olivenöl

Salz und Pfeffer

Zubereitung:

Mischen Sie den Oregano, Knoblauch, Chiliflocken, Schalotten, Petersilie, Zitronensaft, Rotweinessig und die Hälfte des Olivenöls in einer Küchenmaschine. Massieren Sie das restliche Öl in die Steaks und würzen Sie diese mit Salz und Pfeffer. Erhitzen Sie eine Pfanne und braten Sie die Steaks 2 Minuten pro Seite an. Nehmen Sie die Steaks aus der Pfanne und lassen Sie sie kurz ruhen. Bestreichen Sie die Steaks mit der Gewürzmischung.

Thunfisch Steaks mit Gurken- Tomaten- Relish

271 Kalorien pro Portion

<u>*Zutaten*</u> *(für 2 Portionen):*

2 Thunfischsteaks á 120 g

4 ½ EL Olivenöl

1 kleine Tomate, fein gewürfelt

1 Lauchzwiebel, gehackt

¼ Gurke, entkernt und fein gewürfelt

1 EL frische Petersilie, gehackt

½ EL Limettensaft

½ kleine Chili, entkernt und gehackt

Salz und Pfeffer

<u>*Zubereitung:*</u>

Geben Sie Thunfischsteaks und 1 ½ EL Olivenöl in einen verschließbaren Gefrierbeutel und massieren Sie das Öl gründlich in die Steaks. Geben Sie für das Relish die Tomaten, Frühlingszwiebeln, Gurken, Petersilie, Limettensaft, Chili, Salz, Pfeffer und 1 ½ EL Olivenöl in eine Schale und verrühren Sie alles miteinander. Erhitzen Sie 1 ½ EL Olivenöl in einer Pfanne und braten Sie die Steaks für ca. 2 Minuten pro Seite an. Thunfischsteaks werden idealerweise leicht pink serviert. Nehmen Sie die Steaks aus der Pfanne und lassen Sie sie 5 Minuten ruhen bevor Sie sie mit dem Relish servieren.

Riesengarnelen Pad Thai

362 Kalorien pro Portion

Zutaten (für 2 Portionen):

100 g Reisnudeln

100 g Riesengarnelen, roh und geschält

50 g Bohnensprossen

2 Baby Pak Choi, fein geschnitten

3 Frühlingszwiebeln, fein geschnitten

½ TL frischer Ingwer, gehackt

2 Eier, geschlagen

½ TL natriumarme Sojasoße

1 TL Sonnenblumenöl

Süße Chilisoße

Krabbenchips

Zubereitung:

Kochen Sie die Reisnudeln in einem Topf mit Wasser für 10 Minuten und lassen Sie sie anschließend gut abtropfen. Erhitzen Sie ½ Teelöffel Öl in einer Pfanne und braten Sie darin die

Garnelen mit dem Ingwer auf hoher Hitze für ungefähr 2 Minuten an. Geben Sie die Ingwer-Garnelen in eine Schüssel. Geben Sie erneut ½ Teelöffel Öl in die Pfanne und braten Sie darin die Eier unter ständigem Rühren an. Wenn die Eier gar sind, nehmen Sie sie aus der Pfanne und zerteilen Sie sie grob. Erhitzen Sie das restliche Öl und braten Sie den Pak Choi mit den Frühlingszwiebeln und den Bohnensprossen für 2 Minuten an. Geben Sie dann die Garnelen und das Ei wieder hinzu und fügen Sie die Sojasoße hinzu. Rühren Sie alles gut durch und servieren Sie das Gericht mit süßer Chilisoße.

Preiselbeeren- Hähnchen- Salat

190 Kalorien pro Portion

<u>*Zutaten*</u> *(für 2 Portionen):*

2 dünne Hähnchenbrüste ohne Haut (oder 1 Brust in 2 geteilt)

¼ Gurke, entkernt und in Scheiben geschnitten

10-15 g getrocknete Preiselbeeren

1 rote Zwiebel, in feine Scheiben geschnitten

100 g gemischte Salatblätter

40 g Preiselbeerensoße

Saft einer halben Limette

4 EL Olivenöl

1 EL Wasser

Salz und Pfeffer

<u>*Zubereitung:*</u>

Reiben Sie die Hähnchenbrüste gründlich mit 1 ½ EL Olivenöl ein und würzen Sie diese mit Salz und Pfeffer. Erhitzen Sie 1 ½ EL Olivenöl in einer Pfanne und braten Sie die Zwiebeln darin an und fügen Sie das Hähnchen hinzu. Braten Sie dieses für etwa 3 Minuten pro Seite an. Nehmen Sie die Hähnchen aus der Pfanne und schneiden Sie es in Scheiben. Geben Sie die Preiselbeersoße, Wasser und Limettensaft in die Pfanne zu den Zwiebeln. Mischen Sie in einer Salatschüssel die Salatblätter mit den Hähnchenbrustscheiben und dem Preiselbeerdressing.

Hähnchenbrust nach Kiewer Art

224 Kalorien pro Portion

Zutaten (für 2 Portionen):

2 Hähnchenbrüste à 150 g, ohne Haut

2 Scheiben Prosciutto- Schinken

1 Knoblauchzehe, zerdrückt

2 EL Frischkäse

½ TL Olivenöl

Zubereitung:

Heizen Sie den Ofen auf 200 Grad vor. Erhitzen Sie das Olivenöl in einer Pfanne und braten Sie darin den Knoblauch für etwa 1 Minute an. Schneiden Sie die Seiten der Hähnchenbrüste auf, sodass eine Tasche gebildet wird. Mischen Sie den Knoblauch mit dem Frischkäse und füllen Sie die Mischung in die Hähnchenbrust- Taschen. Umwickeln Sie die gefüllten Hähnchenbrüste mit dem Prosciutto- Schinken und legen Sie sie auf ein Backblech. Backen Sie das Hähnchen im Ofen für 20-25 Minuten.

Lachs- Plätzchen auf grünem Bett

265 Kalorien pro Portion

<u>Zutaten</u> (für 1 Portion):

80 g Lachsfilet, ohne Haut

1 TL Dill, gehackt

25 g rote Zwiebeln, fein geschnitten

140 g Kartoffeln, gegart und gewürfelt

Saft ¼ Zitrone

45 g Fenchel, fein geschnitten

25 g Baby- Spinat

½ rote Chili, fein geschnitten

<u>Zubereitung:</u>

Heizen Sie den Ofen auf 200 Grad vor. Backen Sie den Lachs für 10 Minuten im Ofen. Kochen Sie die Kartoffeln in Wasser. Geben Sie den Lachs, die Kartoffeln und die Zwiebeln zusammen mit dem Dill in eine Schale. Drücken Sie den Saft aus der Zitrone und geben Sie ihn ebenfalls in die Schale. Zerdrücken Sie alle Zutaten in der Schale und formen Sie daraus Plätzchen. Backen Sie diese für weitere 10 Minuten im Ofen. Arrangieren Sie den Fenchel und den Spinat auf einem Teller und servieren Sie die Lachs- Plätzchen darauf.

Gebackene Zucchini

145 Kalorien pro Portion

<u>Zutaten</u> (für 1 Portion):
1 Zucchini

2 EL Frischkäse

50 g Champignons

½ TL Trüffelöl

Basilikum

Pfeffer

<u>Zubereitung:</u>

Erhitzen Sie das Trüffelöl in einer Pfanne und braten Sie darin die Pilze an. Schälen Sie die Zucchini mit einem Julienne- Schneider oder einer Raspel in Spaghetti- Form. Geben Sie die gebratenen Pilze auf eine Teller. Braten Sie die Zucchini in der Pfanne für etwa 1 Minute an. Geben Sie den Frischkäse und die Pilze zu den Zucchini und braten Sie alles solange bis der Käse geschmolzen ist. Schmecken Sie alles mit Pfeffer und Basilikum ab.

Suppen

Chili- Pilz- Suppe

138 Kalorien pro Portion

<u>*Zutaten*</u> *(für 2 Portionen):*

200 g braune Champignons, gewaschen und in Scheiben geschnitten

1 L Hühnerbrühe

2 Zwiebeln, in Scheiben geschnitten

2 Knoblauchzehen, gehackt

2 Chilis, entkernt und geschnitten

1 TL Fischsoße

1 TL Pilz-Ketchup

2 EL Sherry zum Kochen

2 EL leichte Sojasoße

1 TL Olivenöl

<u>*Zubereitung:*</u>

Erhitzen Sie das Öl in einem Topf und braten Sie darin die Zwiebeln für etwa 10 Minuten an bis diese glasig werden. Geben Sie den Knoblauch, die Chili und Pilze hinzu und erhöhen Sie die Hitzezufuhr für etwa 3-5 Minuten bis die Pilze zart werden. Fügen Sie nun die Hühnerbrühe, den Pilz-Ketchup, Sherry, Fischsoße und Sojasoße hinzu und lassen Sie alles für etwa 15 Minuten köcheln.

Miso- Suppe mit Hähnchen

130 Kalorien pro Portion

Zutaten (für 2 Portionen):

2 Tütchen Miso-Paste

1 Hähnchenbrust

2 EL Knoblauch, gehackt

1 TL Ingwer, getrocknet

8 Shiitake-Pilze

1 Kopf Wirsingkohl

Zubereitung:

Schneiden Sie den Wirsing und das Hähnchen in mundgerechte Stücke. Bringen Sie 1 Liter Wasser zum Kochen und geben Sie die Miso-Paste hinzu sobald es kocht. Reduzieren Sie die Hitze und geben Sie das Hähnchen, Knoblauch, Ingwer und die Pilze hinzu und lassen Sie alles für 10 Minuten köcheln. Geben Sie den Wirsing hinzu und lassen Sie alles für weitere 3 Minuten garen.

Pastinaken- Birnen- Curry- Suppe

144 Kalorien pro Portionen

<u>*Zutaten:*</u>

2 Birnen, geschält, entkernt und gewürfelt

4 Pastinaken, geschält und gewürfelt

1 Stange Sellerie, klein geschnitten

1 Zwiebel, gewürfelt

2 EL Curry Pulver

1 Würfel Gemüsebrühe

100 g Naturjoghurt

1 Liter Wasser

1 EL Olivenöl

Salz und Pfeffer

<u>*Zubereitung:*</u>

Erhitzen Sie das Öl in einem Topf und braten Sie darin die Zwiebeln an bis diese glasig sind. Fügen Sie das Currypulver, den Sellerie und die Pastinaken hinzu. Lassen Sie den Topf abgedeckt für 5 Minuten auf der Hitze. Geben Sie die Birnen, Wasser und den Gemüsebrühe-Würfel in den

Topf und lassen Sie alles für weitere 20 Minuten köcheln, bis das Gemüse weich ist. Pürieren Sie die Suppe in einem Mixer oder mit einem Rührstab bis eine cremige Suppe entsteht. Geben Sie die Suppe wieder in den Topf und rühren Sie den Joghurt unter.

Blumenkohlsuppe

182 Kalorien pro Portion

Zutaten (für 2 Portionen):

1 TL Olivenöl

1 Stange Porree, klein geschnitten

1 großer Blumenkohlkopf, in kleine Röschen geschnitten

2 Knoblauchzehen, gehackt

4 Tassen Gemüsebrühe

1 Tasse fettreduzierte Milch

Salz und Pfeffer

Zubereitung:

Geben Sie das Olivenöl in eine Pfanne und schwitzen Sie darin den Porree für 1-2 Minuten an. Fügen Sie die Blumenkohlröschen und den Knoblauch hinzu. Braten Sie alles für eine Minute an und geben Sie die Gemüsebrühe und die Milch hinzu. Schmecken Sie alles mit Salz und Pfeffer ab. Kochen Sie alles kurz auf und lassen Sie alles auf niedriger Hitze für etwa 15 Minuten köcheln bis der Blumenkohl gar ist.

Butternusskürbissuppe

187 Kalorien pro Portion

<u>*Zutaten*</u> *(für 2 Portionen):*

1 Butternusskürbis, gewürfelt

2 Zwiebeln, gewürfelt

2 rote Chilis, gehackt

2 TL Paprika Pulver

2 Knoblauchzehen, zerdrückt

1 TL Koriander, getrocknet

2 TL Chili Pulver

2 EL Dijon Senf

2 EL trockener weißer Wermut

2 TL Olivenöl

1 L Wasser

1 EL frischer Koriander, gehackt

4 TL Crème Fraîche

Salz und Pfeffer

Zubereitung:

Erhitzen Sie das Öl in einem Topf und braten Sie die Zwiebeln und die Chilis für etwa 5 Minuten an. Geben Sie den Butternusskürbis hinzu sowie den Knoblauch und alle Kräuter sowie Salz und Pfeffer. Füllen Sie das Wasser in den Topf und lassen Sie alles für 20 Minuten kochen. Nehmen Sie den Topf von der Hitze und geben Sie den Wermut und den Dijon Senf hinzu. Geben Sie die Suppe in einen Mixer oder zerkleinern Sie alles mit einem Pürierstab. Geben Sie die Suppe wieder in den Topf und servieren Sie die Suppe mit frischem Koriander und der Crème Fraiche.

Frühlingssuppe

160 Kalorien pro Portion

Zutaten (für 2 Portionen):

800 ml Hühnerbrühe

1 Zwiebel, fein gewürfelt

300g Baby- Karotten, halbiert

200 g Erbsen, gefroren

2 Stangen Sellerie, gewürfelt

2 Stangen Porree, in Scheiben geschnitten

2 EL gehackter Knoblauch

2 junge Kartoffeln, geviertelt

10 Pak Choi Blätter, grob zerteilt

Zubereitung:

Bringen Sie die Hühnerbrühe in einem großen Topf zum Kochen. Geben Sie die Zwiebeln, Karotten, Lauch und den Knoblauch hinzu und kochen Sie alles erneut auf. Fügen Sie die Kartoffeln hinzu und lassen Sie die Suppe für weitere 12 Minuten köcheln. Geben Sie nun die Erbsen und den Pak Choi hinzu und kochen Sie es für weiter 5 Minuten.

Chili- Hähnchen- Suppe

277 Kalorien pro Portion

Zutaten):

4 Hähnchenschenkel

1 Dosen schwarze Bohnen, abgetropft

1 Dosen Kidneybohnen

1 Karotten, klein geschnitten

1 Zwiebeln, gewürfelt

1 Dosen gehackte Tomaten

1 grüne Paprika, gewürfelt

2 Knoblauchzehen, zerdrückt

1 roten Chili, fein geschnitten

1 TL gemischte Kräuter, getrocknet

2 TL Paprika Pulver

1 TL Chili Pulver

½ TL Kumin Pulver

1 L Wasser

Salz und Pfeffer

Zubereitung:

Geben Sie die Karotten, Zwiebeln und die Hähnchenschenkel in einen Topf. Fügen Sie 1 Liter Wasser hinzu und lassen Sie alles 20 Minuten köcheln. Nehmen Sie die Hähnchenschenkel auf dem Topf und stellen Sie sie beiseite. Geben Sie die Tomaten, Paprika, Chili und Knoblauch in den Topf und lassen Sie es weiter köcheln. Geben Sie nach ein paar Minuten die getrockneten Kräuter und die Gewürze in den Topf und lassen Sie es für weitere 30 Minuten köcheln. Sobald das Hähnchen abgekühlt ist, können Sie es von der Haut befreien. Nehmen Sie anschließend das Fleisch vom Knochen und zupfen Sie es in mundgerechte Stücke. Geben Sie das Fleisch und die Bohnen in den Topf und würzen Sie alles nochmals mit Salz und Pfeffer.

Gemüsesuppe

129 Kalorien

<u>*Zutaten:*</u>

2 Stangen Porree, in Ringe geschnitten

1 Steckrübe, gewürfelt

2 Karotten, gewürfelt

1 Süßkartoffel, gewürfelt

1 Zwiebel, gewürfelt

1 Dose gehackte Tomaten

80 g Erbsen, gefroren

1 Dose Gartenbohnen, abgetropft

2 Knoblauchzehen, gehackt

1 EL Tomatenmark

2 Lorbeerblätter

1 Bund frischer Koriander, grob gehackt

1 Würfel Hühnerbrühe

1 EL Olivenöl

Salz und Pfeffer

Zubereitung:

Erhitzen Sie das Öl in einem Topf und braten Sie die Zwiebeln darin für ca. 5 Minuten an. Geben Sie den Lauch, die Steckrüben, Karotten und die Süßkartoffel hinzu und rühren Sie alles gut durch. Mischen Sie das Tomatenmark mit den Dosentomaten, Lorbeerblättern und dem gehackten Koriander und geben Sie alles mit in den Topf. Geben Sie den Hühnerbrühe-Würfel hinzu und füllen Sie das Wasser hinzu. Kochen Sie es kurz auf und lassen Sie es anschließend für 45 Minuten köcheln. Geben Sie die Erbsen und Bohnen hinzu und lassen Sie es weiter 5 Minuten köcheln. Schmecken Sie mit Salz und Pfeffer ab.

Desserts

Beeren- Holunderblüten- Götterspeise

106 Kalorien pro Portionen

Zutaten (für 4 Portionen):

3 EL Holunderblütensirup

150 g Blaubeeren und Himbeeren

5 Blätter Gelatine

75 g feiner Zucker

1 Bund frische Minze

Zubereitung:

Legen Sie die Blatt-Gelatine in kaltes Wasser ein. Geben Sie den Zucker in eine Pfanne und fügen Sie 300 ml Wasser hinzu. Lösen Sie den Zucker bei schwacher Hitze in dem Wasser auf. Nehmen Sie die Gelatine aus dem Wasser und drücken Sie sie aus. Geben Sie sie in das heiße Zuckerwasser und rühren Sie gut um bis sich die Gelatine komplett aufgelöst hat. Rühren Sie den Holunderblütensirup in das Zuckerwasser. Geben Sie die Beeren und die Minze in 4 Gläser und bedecken Sie sie mit der Götterspeisenmischung. Lassen Sie die Götterspeise für mindestens 2 Stunden im Kühlschrank ruhen, bevor Sie sie servieren.

Aprikosen- Cranberry- Kraftriegel

78 Kalorien pro Riegel

<u>*Zutaten*</u> *(für 14 Riegel):*

150 g getrocknete Aprikosen

25 g Sesam

15 g getrocknete Cranberries

1 EL Chia-Samen

1 EL Sonnenblumenkerne

40 g Haferflocken

150 ml kochendes Wasser

50 g Kokosnussflocken

3 EL Hanfprotein Pulver

<u>*Zubereitung:*</u>

Geben Sie die Aprikosen und die Haferflocken mit dem kochenden Wasser in eine Küchenmaschine und verarbeiten Sie alles zu einem Püree. Geben Sie die Mischung in eine Schale. Rösten Sie die Kokosnussflocken, den Sesam und die Sonnenblumenkerne in einer Pfanne bei schwacher Hitze an und geben Sie es zu dem Aprikosenpüree. Fügen Sie die Cranberries, Chia-Samen und das Hanfprotein Pulver hinzu und rühren Sie alles gut durch. Rollen Sie die Masse auf Küchenfolie zu einem Klotz. Umschließen Sie das Ganze fest mit der Küchenfolie und lassen Sie es im Kühlschrank ruhen. Schneiden Sie es anschließend in 14 Scheiben.

Blaubeerkuchen

287 Kalorien pro Stück

<u>*Zutaten*</u> *(für 8 Stück):*

1 TL Backpulver

¼ TL Back- Natron

1 ½ Tassen Mehl

1 Prise Salz

6 EL weiche Butter

¾ Tasse Zucker

1 EL Rohrzucker

1 großes Ei

1 großes Eiweiß

1 TL Vanille- Extrakt

1 1/3 Tasse fettreduzierte Buttermilch

2 Tassen frische Blaubeeren

Zubereitung:

Heizen Sie den Ofen auf 180 Grad vor. Mischen Sie das Mehl mit dem Back- Natron, Backpulver und einer Prise Salz und rühren Sie es mit einem Schneebesen gut durch. Geben Sie die Butter mit dem Kristallzucker in eine große Schale und rühren Sie solange bis alles gut miteinander verbunden ist. Geben Sie das Ei, das Eiweiß und das Vanille- Extrakt hinzu und rühren Sie erneut gründlich. Fügen Sie die Buttermilch und die Mehlmischung schrittweise hinzu und rühren Sie zwischendrin immer wieder gut durch. Geben Sie die Hälfte der Teigmischung in eine Küchenform und verteilen Sie die Blaubeeren gleichmäßig darauf. Fügen Sie nun den restlichen Teig hinzu und bedecken Sie alles mit dem Rohzucker. Backen Sie den Kuchen für ungefähr 50 Minuten bei 180 Grad und lassen Sie ihn anschließend abkühlen bevor Sie ihn aus der Form nehmen.

Tipp: *Bereiten Sie den Kuchen am Vorabend vor.*

Smoothies & Säfte

Bananen- Beeren- Smoothie

126 Kalorien pro Portion

<u>Zutaten</u> *(für 2 Portionen):*

1 Tasse gefrorene Beeren Ihrer Wahl

2 Bananen, in Scheiben geschnitten

1 Tasse ungesüßter Saft Ihrer Wahl

1 Tasse Eiswürfel

Zimt

<u>*Zubereitung:*</u>

Geben Sie alle Zutaten in einen Mixer und mixen Sie solange bis eine alle Zutaten gut vermischt sind. Füllen Sie den Smoothie in 2 Gläser und dekorieren Sie nach Belieben.

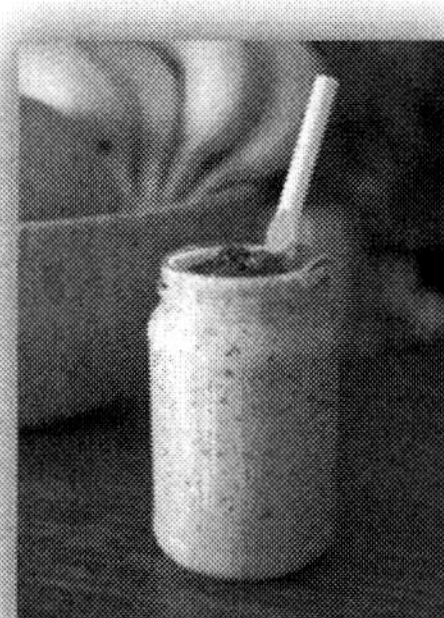

Mocha- Bananen- Smoothie

136 Kalorien pro Portion

<u>Zutaten</u> *(für 2 Portionen):*

2 TL Instant- Kaffeepulver

1 mittelgroße Banane

1 Tasse fettreduzierte Milch

1 EL Kakaopulver, ungesüßt

1 EL Zucker oder Honig

½ TL Vanille

1 Tasse zerstoßenes Eis

<u>Zubereitung:</u>

Geben Sie die Banane mit der Milch, dem Zucker, der Vanille, dem Kaffee sowie dem Kakao in einen Mixer und mixen Sie alles gut durch. Fügen Sie das zerstoßene Eis hinzu und mixen Sie alles erneut, bis eine cremige Masse entsteht.

Himbeeren- Avocado- Smoothie

249 Kalorien pro Portion

Zutaten (für 2 Portionen):

¾ Tasse Orangensaft

1 Avocado

½ Tasse gefrorene Himbeeren

¾ Tasse Himbeersaft

Zubereitung:

Entkernen Sie die Avocado und geben Sie das Fruchtfleisch zusammen mit dem Saft und den Himbeeren in einen Mixer und mixen Sie alles zu einer sämigen Maße.

Minze- Wassermelonen- Smoothie

98 Kalorien pro Portion

Zutaten (für 2 Portionen):

4 EL Minze, gehackt

4 Tassen Wassermelone, kernlos

2/3 Tassen fettreduzierter griechischer Joghurt

Zubereitung:

Geben Sie alle Zutaten in einen Mixer und mixen Sie alles gut durch. Sie können auch Eiswürfel hinzufügen.

Cremiger- Frühstückssmoothie

189 Kalorien pro Portion

<u>*Zutaten*</u> *(für 2 Portionen):*

2 Tassen Eiswürfel

1 Tasse fettreduzierter griechischer Joghurt

1 Tasse Kokosnusswasser

1 Orange, filetiert

1 Tasse Mangostücke, gefroren oder frisch

<u>*Zubereitung:*</u>

Alle Zutaten in einem Mixer miteinander vermixen.

Karottensmoothie

55 Kalorien pro Portion

Zutaten (für 2 Portionen):

½ TL Orangenzeste, fein gehackt

1 Tasse Karotten, in Scheiben geschnitten

1 ½ Tassen Eiswürfel

1 Tasse Orangensaft

Zubereitung:

Kochen Sie die Karotten in Wasser in einem Topf für etwa 15 Minuten bis sie weich sind. Gießen Sie die Karotten ab und lassen Sie sie abkühlen. Geben Sie die Karotten zusammen mit dem Saft, der Zeste und den Eiswürfeln in einen Mixer und mixen Sie alles bis eine gleichmäßige Masse entsteht.

Kiwi- Honigmelonen- Smoothie

110 Kalorien pro Portion

<u>Zutaten</u> (für 3 Portionen):

1 kleiner Apfel, Sorte Granny Smith, geschält, entkernt und grob geschnitten

2 Tassen Honigmelone, gewürfelt

2-3 EL Zucker

1 Tasse Eiswürfel

1 EL Zitronensaft

<u>Zubereitung:</u>

Geben Sie das Obst mit dem Zitronensaft und dem Zucker in einen Mixer und mixen Sie alles zu einer gleichmäßigen Masse. Geben Sie die Eiswürfel hinzu und mixen Sie alles nochmals gut durch.

Hawaii- Smoothie

81 Kalorien pro Portion

<u>Zutaten</u> *(für 2 Portionen):*

½ Tasse Papaya, geschält und klein geschnitten

1 Tasse Ananas, klein geschnitten

½ Tasse Eiswürfel

1 TL Grenadine

1 EL Zitronensaft

¼ Tasse Guaven- Nektar

<u>Zubereitung:</u>

Geben Sie alle Zutaten in einen Mixer und betätigen Sie die „Pulse-“Funktion einige Male bis die Früchte zerkleinert sind. Mixen Sie anschließend alles gut durch bis eine cremige Masse entsteht.

Pfirsich- Joghurt- Smoothie

78 Kalorien pro Portion

<u>Zutaten</u> (für 2 Portionen):

½ Tasse zerstoßenes Eis

½ Tasse fettreduzierte Milch

1 Tasse Pfirsiche, klein geschnitten

½ Becher fettarmer Pfirsich- Joghurt

<u>Zubereitung:</u>

Mischen Sie die Milch mit den Pfirsichen und dem Joghurt und mixen Sie alles in einem Standmixer miteinander. Geben Sie das Eis hinzu und mixen Sie alles nochmals gut durch.

Apfel- Butternusskürbis- Smoothie

137 Kalorien pro Portion

Zutaten (für 2 Portionen):

2 EL Erdnussbutter

2 Tassen gefrorene Butternusskürbis- Würfel, zuvor blanchiert

1 mittelgroße Banane

2 mittelgroße Äpfel, geschält, entkernt und grob geschnitten

½ TL geriebener Ingwer

1 ½ TL Kumin

1 Tasse Kokosnussmilch

Zubereitung:

Geben Sie alle Zutaten in einen Mixer und mixen Sie alles gut durch. Wenn Sie eine dünnere Konsistenz wünschen, geben Sie mehr Kokosnussmilch hinzu.

Papaya- Erdbeer- Smoothie

117 Kalorien pro Portion

Zutaten (für 2 Portionen):

½ Tasse fettarme Milch

½ Tasse Erdbeeren

½ Papaya, geschält, entkernt und klein geschnitten

3 große Eiswürfel

1 EL Honig

Frische Minze

Zubereitung:

Geben Sie die Erdbeeren, Papaya, Milch und Honig in einen Mixer bis alles eine sämige Masse ergibt. Fügen Sie nach und nach jeweils einen Eiswürfel hinzu bis dieser komplett klein ist. Garnieren Sie den Smoothie mit Minze.

Haferflocken- Beeren- Ingwer- Smoothie

179 Kalorien pro Portion

Zutaten (für 1 Portion):

1 Tasse Brombeeren

¼ Tasse fettarme Milche

¼ Tasse Haferflocken

½ Tasse Erdbeeren

½ Tasse Eiswürfel

1 EL Honig

½ EL Frischer Ingwer, gerieben

Zubereitung:

Geben Sie alle Zutaten in einen Mixer und mixen Sie alles bis eine cremige, gleichmäßige Masse entsteht.

Rotkohl-Blaubeeren- Saft

77 Kalorien pro Portion

Zutaten (für 2 Portionen):

1 großer Apfel, entkernt und grob geschnitten

1 Tasse Blaubeeren

1 große Gurke, geschält und grob geschnitten

¼ mittelgroßer Rotkohl, geschnitten

Eiswürfel

Zubereitung:

Geben Sie den Rotkohl, die Blaubeeren, Gurke und den Apfel in einen Mixer oder Entsafter und verarbeiten Sie alles bis eine cremige Masse entsteht. Servieren Sie den Saft mit Eiswürfeln.

Turbosaft

68 Kalorien pro Portion

Zutaten (für 2 Portionen):

1 Handvoll Spinatblätter

2 Äpfel

1 Scheibe Limette

1 Scheibe Gurke

½ Sellerie- Stange

¼ Avocado

¼ Ananas

Eiswürfel

Zubereitung:

Geben Sie alle Zutaten in einen Mixer und verarbeiten Sie es zu einer gleichmäßigen Masse.

Orangen- Kiwi- Saft

91 Kalorien pro Portion

Zutaten (für 2 Portionen):

2 Orangen

3 Kiwis

Zubereitung:

Verarbeiten Sie das Obst in einem Entsafter zu einem Saft.

Fazit

Vielen Dank, dass Sie sich die Zeit genommen haben mein Buch zu lesen. Ich hoffe es hilft Ihnen auf dem Weg zu Ihrer Wunschfigur und zu einer besseren Gesundheit.

Wie Sie festgestellt haben werden, ist die 5:2 Diät keine typische Diät mit viel Verzicht. Sie ist realisierbar und einfach in den Alltag zu integrieren, da Sie an 5 Tagen der Woche immer noch wie gewohnt essen dürfen.

Wenn Sie zudem ein kleines aber regelmäßiges Workout in Ihr Leben integrieren, werden Sie schon bald erste Erfolge erkennen und sich besser und vor allem gesünder fühlen.

Falls Sie noch nie gefastet haben oder anfängliche Schwierigkeiten mit der niedrigen Kalorienzufuhr verspüren sollten, bietet es sich an die Kalorien langsam zu reduzieren. Fangen Sie also beispielsweise mit dem Fasten an indem Sie erst nur 1000 Kalorien zu sich nehmen, die darauf folgende Woche 800 usw., bis auch ein 500 Kalorien- Tag für Sie zu meistern ist.

Halten Sie immer Ihre Ziele vor Augen und Sie werden mit Sicherheit durchhalten können.

Vielen Dank nochmals und viel Erfolg!

Katharina Jung

Hier eine kostenlose Vorschau auf ein Buch, das Ihnen auch gefallen könnte:

„Intermittierendes Fasten: Ohne Diät - Einfach Fett verbrennen, fit werden, Körper entgiften und länger leben durch Kurzzeitfasten“

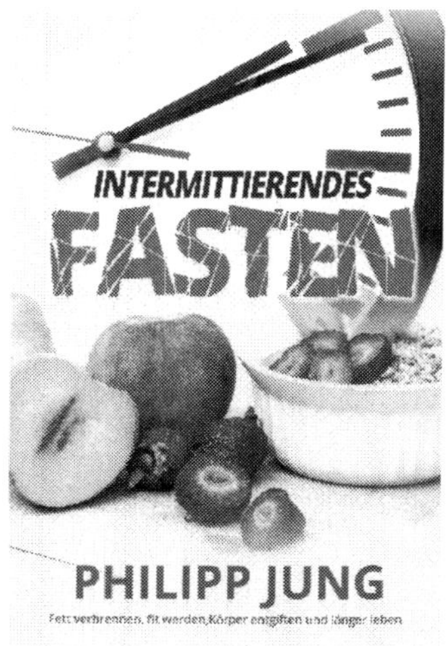

Einleitung

Wir leben in einer Zeit, in der Zivilisationskrankheiten weitaus verheerendere Auswirkungen auf die Menschheit haben als Krankheiten, die damals wie heute für Angst und Schrecken gesorgt haben. Herzkrankheiten gehören heutzutage zu den Top-Todesursachen in Deutschland, denen jährlich mehr als 52.000 Menschen zum Opfer fallen. Die Situation im Rest der Welt sieht leider nicht besser aus.

Ein Hauptgrund dafür ist vor allem Übergewicht und Fettleibigkeit. Derzeit leiden rund 75% der deutschen Männer und 50% der Frauen Übergewicht, jeder fünfte Mensch in Deutschland leidet an Fettsucht. Die schlechte Nachricht: Es ist keine Besserung in Sicht – im Gegenteil. Die Statistiken verschlechtern sich jedes Jahr und erreichen neue Rekordmarken. Ein Hauptgrund dafür ist oft fehlende Information bzw. falsche Informationen, die von falschen Experten und über das Internet verbreitet werden. Man folgt den zweifelhaften Diäten und versucht ineffektive und nicht selten sogar gefährliche Methoden zur Gewichtsabnahme.

Sind Sie auf der Suche nach einem einfachen und nachhaltigen Weg, um Fett zu verbrennen, Muskelmasse aufzubauen, Ihre Energiereserven zu vergrößern und sich wie ein neuer Mensch zu fühlen? Suchen Sie einen Ansatz, der in kurzer Zeit Ergebnisse liefert, ohne dass Sie irgendeiner Diät folgen müssen? Erlauben Sie mir dann, Ihnen das intermittierende Fasten vorzustellen – den nachhaltigsten und am einfachsten zu übernehmenden Fitness-Hack, der Ihnen zur besten Form Ihres Lebens verhelfen wird.

Mit diesem Buch wollen wir Ihnen aufzeigen, was das intermittierende Fasten beinhaltet, welche unterschiedlichen Methoden es gibt, wie Sie Fett abbauen und Muskelmasse aufbauen können.

Kapitel 1: Was ist intermittierendes Fasten?

Intermittierendes Fasten ist keine Diät! Es handelt sich vielmehr um einen neuen Ernährungsansatz, um einen Lifestyle. Intermittierendes Fasten beschreibt den Prozess von sich wiederholenden Perioden, in denen man isst und Perioden, in denen man nicht isst. Diese kurzen Fastenzeiten bewirken, dass der Körper eine Vielzahl hormoneller Prozesse in Gang setzt, die unglaubliche Vorzüge und Ergebnisse mit sich bringen: Man verbrennt mehr Fett, baut schneller Muskeln auf, verfügt über mehr Energie und fühlt sich wie neu geboren.

Viele werden jetzt denken „Nicht essen? Ja, nee, ist klar. Ohne mich!“ und vergessen dabei, dass sie diese Methode in kleinem Rahmen tagtäglich praktizieren: Wenn wir schlafen, fasten wir und wenn wir wach sind, essen wir. Der Ansatz der Fitness-Industrie verlängert lediglich die Fastenzeit und verkürzt die Zeit der Nahrungsaufnahme. Ansonsten ändert sich nicht wirklich viel, was den gesamten Prozess des intermittierenden Fastens deutlich weniger komplex erscheinen lässt, als er auf den ersten Blick zu sein scheint.

Werfen wir einmal einen Blick hinter die Kulissen des Ernährungs- und Verdauungsprozesses in unserem Körper. Nach dem Essen ist der Magen voll und der Körper konsumiert und verdaut das, was wir zu uns genommen haben, verwertet aber die Nahrung nicht sofort. Der Insulinpegel ist hoch und der Körper sieht keine Veranlassung, sich der zugeführten Nahrung zu bedienen. Nachdem wir die Nahrungszufuhr gestoppt haben, geht der Körper in die so genannte postabsorptive Phase über. Während dieser Phase wird die Nahrung absorbiert und als Fett eingelagert. Nach dieser Phase beginnt die Fastenperiode, in welcher der Körper in den Hungerzustand übergeht. Der Insulinpegel ist relativ niedrig und der Körper beginnt, eingelagertes Fett zu verbrennen, was zur Gewichtsabnahme führt. Hört sich simpel an? Ist es auch! Dennoch werden wir in einem gesonderten Kapitel auf das Thema Abnehmen durch intermittierendes Fasten näher eingehen.

Der Sinn des Fastens ist, dem Körper zu zeigen, dass Hunger kein Notfall ist, dass Mahlzeiten eher als ein Privileg angesehen werden müssen. Wenn wir daran gewöhnt sind, mehrfach am Tag zu essen, erzeugt das Gefühl von Hunger eine Art Panikzustand im Körper und wir fangen an, nach Nahrung zu suchen. Was aber passiert, wenn wir diese Nahrung nicht zu uns nehmen? Nichts. Rein gar nichts. Unsere Gesundheit ist durch das Auslassen einiger Mahlzeiten in keinster Weise bedroht oder gar gefährdet.

Kapitel 2: Die fünf Methoden des intermittierenden Fastens

Innerhalb der Welt des intermittierenden Fastens gibt es viele verschiedene Methoden. Es sind aber lediglich fünf, die am meisten angewendet werden, die praktisch und leicht durchzuführen und gleichzeitig extrem effektiv sind. Es ist völlig egal, für welche dieser fünf Methoden man sich entscheidet und welche Methoden andere Menschen anwenden. Jede hat ihre Vor- und Nachteile, aber alle führen zum Erfolg. Probieren Sie ein wenig herum und finden Sie die Methode, mit der Sie sich am wohlsten fühlen und die am besten zu Ihrem Lifestyle passt. Je einfacher die Methode ist, je besser sie zu Ihnen passt, desto leichter wird es Ihnen fallen, sie konsequent zu praktizieren.

Alle Arten des intermittierenden Fastens drehen sich um ein Grundprinzip: eine lange Phase des Fastens und eine kurze Phase der Nahrungsaufnahme. Schauen wir uns die fünf üblichsten Methoden mal in der Übersicht an:

Die Leangains-Methode

Die Leangains-Methode wurde von Martin Berkhan vorgestellt und hat zu einer Vielzahl von Erfolgsgeschichten geführt. Die Methode empfiehlt ein 14-stündiges Fasten für Frauen und ein 16-stündiges Fasten für Männer. Während dieser Phase dürfen keine Kalorien zu sich genommen werden. Zwar kann man beispielsweise schwarzen Kaffee trinken oder zuckerfreies Kaugummi kauen, wer sich allerdings nur auf die Aufnahme von Wasser beschränkt, kann nichts falsch machen. Für die meisten Menschen handelt es sich um die beste Art des intermittierenden Fastens, da sie sich praktisch in jede Art von Lifestyle integrieren lässt.

Die Leangains-Methode ist ideal für Anfänger, die sich zum ersten Mal mit dem Fasten auseinander setzen.

Die Warrior-Methode

Warum diese Methode Warrior-Methode genannt wird, ist unklar. Klar hingegen sind die Vorzüge im Hinblick auf die Gewichtsabnahme: Keine Methode funktioniert schneller und besser.

Die Warrior-Methode beinhaltet eine Fastenperiode von 20 Stunden täglich. Der große Unterschied zu allen anderen Methoden ist, dass in diesen 20 Stunden kleine Mahlzeiten in Form von Obst und Gemüse zu sich genommen werden dürfen.

Es kann sich als eine große Herausforderung erweisen, die Warrior-Methode in den Tagesablauf zu integrieren, da es während des größten Teils des Tages nicht erlaubt ist, große bzw. schwere Mahlzeiten zu sich zu nehmen, was sich auf das Sozialleben auswirken kann.

Die Iss-Stopp-Iss-Methode (Eat Stop Eat)

Diese Methode stellt einen vollen 24-Stunden-Zyklus des Fastens dar, der einmal oder zweimal pro Woche durchlaufen wird. Während der Fastenperiode ist es sinnvoll, kalorienfreie Getränke in ausreichender Menge zu sich zu nehmen, um den Körper nicht zu dehydrieren. Die Iss-Stopp-Iss-Methode ist mit Abstand die beliebteste, weil sie so einfach durchzuführen ist wie keine andere. Man wählt lediglich einen oder zwei Tage der Woche aus, in denen man fastet. Abgesehen davon, dass sie super einfach ist, ist diese Methode extrem effektiv, wenn es zum Gewichtsverlust kommt.

Die Schlemmen-Fasten-Methode (Feast/Fast)

Diese Methode mag sich am Anfang etwas ungewöhnlich anhören, da sie einen Tag des ungehemmten Schlemmens beinhaltet, an dem man alles essen kann, was man möchte und sich auch hinsichtlich der Menge nicht einzuschränken braucht. Da aber jede Medaille eine Kehrseite hat, kommt auch diese mit einer: An den Tag des Schlemmens schließen sich 36 Stunden des Fastens an, in denen sich der Körper vor allem der eingelagerten Fettreserven bedient. Dies kann eine mentale Herausforderung darstellen, die nicht auf die leichte Schulter genommen werden sollte.

Man sollte die Fastenperiode nicht über die 36 Stunden hinaus verlängern, da der Körper dann vorhandene Muskelmasse angreift, um die benötigte Energie aufzubringen.

Die Wechsel-Methode (Alternate Day Diet)

Die Wechsel-Methode, auch Up Day, Down Day Diet genannt, wurde von James Johnson entwickelt und folgt einer einfachen Philosophie: einen Tag isst man normal, am folgenden Tag isst man weniger. Weniger bedeutet, dass an diesem Tag die Kalorienzufuhr um 400 bis 500 Kalorien reduziert sein sollte. Wer Muskeln aufbauen möchte, sollte an den normalen Tagen trainieren, da es an den reduzierten Tagen schwierig sein kann, einem straffen Trainingsplan zu folgen, was einen schnell entmutigen kann.

Bei der Wechsel-Methode handelt es sich um die einfachste Art des intermittierenden Fastens. Allerdings kann es auch schnell passieren, dass man den normalen Tag in den reduzierten Tag verwandelt ohne zu merken, dass sich dies negativ auf das Ergebnis des Fastens auswirken kann. Aus diesem Grund ist es eine gute Idee, diese Methode mit einem Ernährungsplan zu unterstützen, indem man mindestens das Menü des folgenden Tages aufführt, um die Kalorienmenge innerhalb des gewünschten Rahmens zu halten.

Bevor man sich für eine Methode entscheidet, sollte man sich folgende Fragen stellen und beantworten: Was sind meine Ziele? Möchte ich meinen Lebensstil permanent oder nur zeitweilig ändern? Wie sieht mein Sozialleben aus? Wie sind meine Arbeitszeit und meine Trainingszeit gegliedert?

Wählen Sie eine Methode, die Ihnen dabei hilft, Ihr Ziel zu erreichen – sei es ein gesünderer Lebensstil oder eine schnelle Gewichtsabnahme – und die sich in Ihren normalen Tagesablauf einfügen lässt, ohne Probleme zu verursachen.

Kapitel 3: Die Top-10-Vorzüge des intermittierenden Fastens

Neben den positiven Auswirkungen auf die Gewichtsreduzierung und den Muskelaufbau, denen wir uns in den folgenden Kapiteln ausführlich zuwenden, hat das intermittierende Fasten eine Menge von Vorzügen auf die körperliche und mentale Gesundheit. Wir haben hier einmal die Top-10 der Vorteile aufgelistet, die dieser Lifestyle mit sich bringt.

Verbesserte Konzentrationsfähigkeit

Unsere Vorfahren, die in der Wildnis gelebt haben, kamen nicht in den Genuss einer täglichen Mahlzeit. Es gab Tage, an denen der Magen leer blieb. Diese Hungerperioden haben sich positiv auf die Konzentration ausgewirkt und für einen klareren Geist gesorgt. Das wiederum hat bei der Nahrungsbeschaffung, vor allem der Jagd, geholfen. Dieselben Auswirkungen beobachten Wissenschaftler heute bei wild lebenden Tieren.

Eine weniger extreme Version dessen passiert, wenn man fastet. Während der Fastenstunden verbessert sich der mentale Fokus des Menschen. Man ist weniger ablenkbar und die Kreativität verbessert sich, was zum Erfolg hat, dass man Aufgaben besser und schneller erledigt bekommt und seine eigene Produktivität wesentlich steigert. Das ist einer der Gründe, warum Experten dazu raten, die Fastenstunden in die geschäftigen Zeiten des Tages zu legen und nicht in die Abendstunden. Dies hilft nicht nur, das Hungergefühl und die Gedanken ans Essen zu reduzieren, sondern macht sich den Vorteil der verbesserten Geistesfrische zum Vorteil.

Fallen Sie nicht dem weit verbreiteten Irrglauben zum Opfer, dass man viele über den Tag verteilte Mahlzeiten braucht, um das Gehirn aktiv zu halten. Sie werden immer wieder von Leuten hören, dass es immer wieder mal einen Müsliriegel oder einen Proteinshake braucht, um wachsam zu bleiben. Doch das ist nicht nur falsch, es ist sogar schlecht für den Körper, da er sich daran gewöhnt, seine Energie nur aus Kohlenhydraten zu beziehen. Viel besser ist es, den Körper dazu zu zwingen, sich der eingelagerten Fettreserven zu bedienen, um die benötigte Energie aufzubringen.

Verbesserte mentale Gesundheit

Studien an Tieren haben bewiesen, dass intermittierendes Fasten neurologische Störungen oder Krankheiten verzögern oder sogar verhindern kann. Zwar befinden sich die Experimente mit Menschen noch in den Kinderschuhen, dennoch gehen Wissenschaftler davon aus, dass das intermittierende Fasten ähnlich positive Effekte auf den menschlichen Körper hat. In einem wissenschaftlichen Artikel wird das Fasten mit Workout verglichen. Auf dieselbe Art und Weise, auf die Muskeln durch Training stärker werden und an Masse zulegen, trainiert das Fasten das Gehirn.

Dies geschieht durch die Produktion verschiedener körpereigener Chemikalien. Diese Chemikalien beeinflussen die Hirnaktivität und wirken sich positiv auf die Konzentrationsfähigkeit, die generelle Laune und den Gesundheitszustand des Hirns aus. Eine spezielle Chemikalie, die sorgfältig untersucht wurde, ist ein Protein, welches als Wachstumsfaktor oder BDNF (Brain-derived neurotrophic factor“; zu Deutsch etwa: „Vom

Gehirn stammender neurotropher Faktor“) angesehen wird. Dieses Protein gilt als Hirn-Booster und wird verstärkt produziert, wenn dem Körper weniger Kalorien zugeführt werden. Dieser Anstieg der Produktion bewegt sich zwischen 50% und 400% und hängt von der Hirnregion ab.

BDNF regt Hirnzellen dazu an, neue Neuronen zu produzieren, wodurch sich das Hirn verjüngt. Außerdem wird die Produktion anderer Chemikalien angeregt, die sich positiv auf die neurale Gesundheit auswirken. BDNF schützt neurale Zellen vor Schäden, wie sie von Alzheimer oder der Parkinson Krankheit verursacht werden. Zu guter Letzt wandert das Protein in die Muskeln und verhindert, dass Neuromotoren Schaden nehmen. Geschwächte Neuromotoren sind unter anderem der Grund dafür, dass Muskeln im zunehmenden Alter schwinden. BDNF kann dazu beitragen, diesen Prozess extrem zu verlangsamen.

Erhöhung der Insulin-Sensibilität

Die Resistenz des Körpers in Hinsicht auf Insulin ist ein Faktor, der hinter vielen chronischen Krankheiten steckt, an denen Millionen von Menschen auf der ganzen Welt leiden. Krankheiten wie Diabetes, Krebs und Herzerkrankungen werden in direkten Zusammenhang mit einer Insulin-Resistenz gebracht. Ein Körper, der zu sehr von Zucker als Energielieferant abhängig ist, ist stärker gefährdet, eine Insulin-Resistenz zu entwickeln. Hat sich der Körper hingegen durch das intermittierende Fasten darauf eingestellt, Fett statt Zucker zu verbrennen, wird die Insulin-Resistenz enorm verringert.

Durch eine erhöhte Sensibilität gegenüber Insulin wird Blutzucker im Blut einfacher transportiert.

Erhöhte Ausschüttung des Wachstumshormons HGH

Das menschliche Wachstumshormon, das auch HGH (englisch für human growth hormone) genannt wird, ist eines der wichtigsten Hormone im Körper. Durch intermittierendes Fasten wird die Ausschüttung dieses Hormons extrem angeregt und verstärkt, was eine ganze Reihe von Vorteilen mit sich bringt. So verbessert sich etwa die Muskelfunktion, die Zellerneuerung, die Regenerierung von Muskeln und Gewebe und der Körper verfügt über mehr Energie.

Verlängerung der Lebensdauer

Die Verbindung zwischen intermittierendem Fasten und einer verlängerten Lebensdauer wird derzeit intensiv untersucht. In ersten Experimenten mit Ratten wurde die Lebensdauer um 15% bis 20% verlängert. Auch Affen haben auf das intermittierende Fasten mit einer längeren Lebensdauer reagiert. Experten glauben, dass bei Menschen ähnliche Ergebnisse zu beobachten sein werden.

Ein Grund für eine verlängerte Lebensdauer liegt wohl darin, dass der Körper in die Lage versetzt wird, Krankheiten, Stress und dem Prozess des Alterns besser zu widerstehen. Das Fasten wirkt sich dabei auf der Zellebene aus. Einzelne Zellen werden widerstandsfähiger gegenüber Beschädigungen und Verfall. Jeder Körperteil

– angefangen bei der Haut über die Muskeln bis zum Gehirn – bleiben über einen längeren Zeitraum frischer und jünger.

Potentieller Helfer gegen Krebs

Die Krebsverhütung und -therapie ist ein Bereich des intermittierenden Fastens, der wissenschaftlich gesehen noch in den Kinderschuhen steckt und derzeit von Experten erforscht wird. Es gibt daher noch keine endgültigen Beweise, dass das intermittierende Fasten eine Unterstützung in der Krebstherapie oder gar einen Effekt auf die Krebsverhütung darstellt. In Mäusen allerdings hat sich das Fasten und die reduzierte Kalorienzufuhr positiv auf die Bekämpfung von Krebszellen ausgewirkt und es besteht berechtigter Grund zur Hoffnung, dass diese Ergebnisse im Menschen reproduziert werden können.

Ziemlich sicher ist hingegen, dass das intermittierende Fasten vor einer Krebstherapie die Heilungschancen signifikant heraufsetzen kann und der Körper besser in der Lage ist, die Chemotherapie besser durchzustehen.

Einfach durchzuführen und beizubehalten

Die meisten Diäten sind zum Scheitern verurteilt, weil es so schwierig ist, sie bis zum Ende durchzuziehen. Viele setzen eine extreme Einschränkung der Kalorien voraus und es ist schlichtweg nicht möglich, das über eine lange Zeit beizubehalten. Obwohl ein Gewichtsverlust durch diese Diäten möglich ist, kehrt man nach Beendigung der Diät schnell zum Ausgangsgewicht zurück oder schießt sogar darüber hinaus. Intermittierendes Fasten ist insofern anders, als dass es sich nicht um eine Diät handelt. Wie bereits erwähnt, stellt es vielmehr einen anderen Lebensstil dar, der problemlos in Ihr Leben integriert werden kann. Das macht die Gewichtsabnahme einfacher und sorgt dafür, dass die Kilos nicht zurück auf Ihre Hüften finden. Einmal an den Lebensstil gewöhnt, werden Sie ohne Schwierigkeiten fasten können, ohne sich dafür anstrengen zu müssen.

Verlangsamter Alterungsprozess auf Zellebene

Autophagie ist ein Zellprozess, mit dem die Zellen Abfälle recyceln, verschwenderische zellulare Prozesse verringern oder verhindern und eine Reparatur der Zellen durchführen. All diese Funktionen sind immens wichtig für einen gesunden Körper. Autophagie verlangsamt den Alterungsprozess in den Zellen, verringert den Abbau von Muskelgewebe und unterstützt die Muskelfunktion. Es gilt unter Wissenschaftlern als erwiesen, dass das intermittierende Fasten die Autophagie in Zellen signifikant steigert.

Die letzten beiden Vorzüge, die unsere Top-10 komplettieren, stellen wir in den folgenden zwei Kapiteln ausführlich vor.

Kapitel 4: Abnehmen durch intermittierendes Fasten

Wie wir gerade erfahren haben, bietet das intermittierende Fasten eine ganze Reihe von Vorzügen. Neben vielen anderen sticht die Gewichtsabnahme hervor, die mit dem intermittierenden Fasten nicht nur schneller, sondern auch...

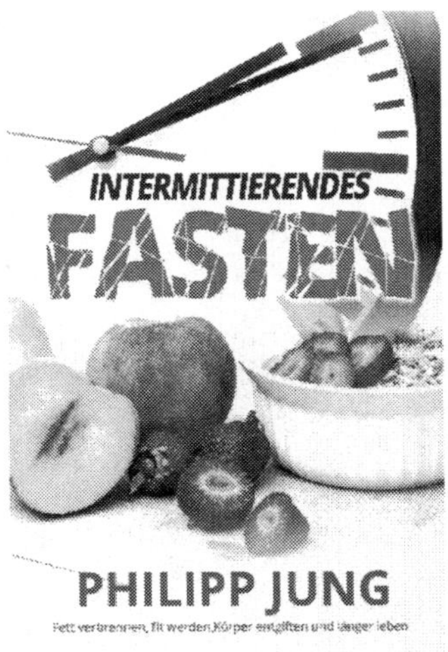

Tippen Sie folgenden Link in Ihren Browser um mehr über „Intermittierendes Fasten" zu erfahren:

http://amzn.to/1IjpzSj

Diese Bücher auf Amazon könnten Ihnen auch gefallen...

5:2 Teilzeit-Diät: Garantiert schnell und bequem Gewicht abnehmen mit der Teilzeit-Diät

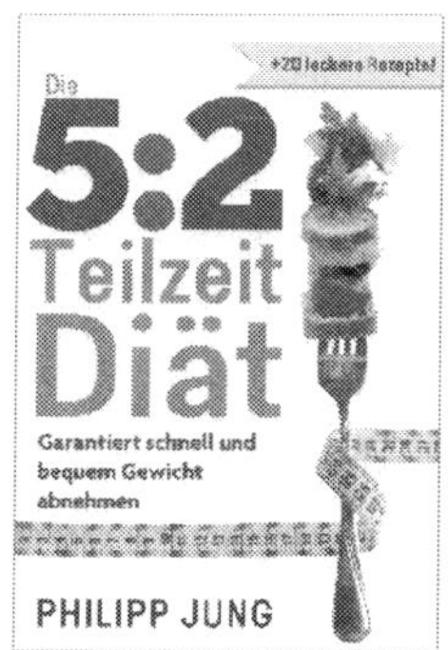

Zucker-Detox: Zucker-Entgiftung für Anfänger - Zuckersucht besiegen in 14 Tagen und Gewicht verlieren, Energie steigern und sich wieder großartig fühlen

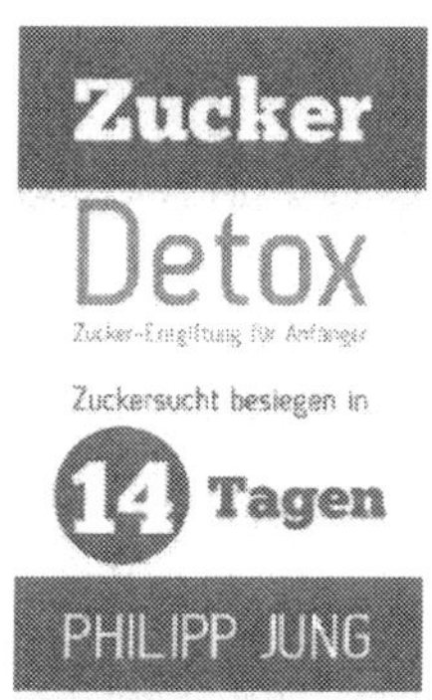

Feedback

Danke, dass Sie sich das Buch *„Die 5:2 Teilzeit-Diät: Das Kochbuch"* gekauft haben.

Kein Werk ist perfekt – deshalb bin ich stets darum bemüht die Qualität meiner Bücher zu verbessern, damit der Leser ein bestmögliches Produkt erhält. Sind Ihnen Punkte aufgefallen, die verbessert werden könnten? Dann geben Sie mir bitte ein konstruktives Feedback und senden es an:

katharina.jung.kdp@gmail.com

Hat Ihnen das Buch gefallen? Dann freue ich mich über eine kurze Rezension auf Amazon. Damit ermöglichen Sie mir in Zukunft noch mehr Menschen zu erreichen und deren Leben zu verbessern. Könnten Sie mir diesen kleinen Gefallen machen?

Dann tippen Sie folgenden Link in die Adressleiste Ihres Browsers:

http://bitly.com/52kochbuch

Ich würde mich sehr darüber freuen!

Katharina Jung

17840312R00078

Printed in Poland
by Amazon Fulfillment
Poland Sp. z o.o., Wrocław